薬剤師に迫る コペルニクス的“転界”

玉田慎二
小幡豊和
上野敬人
高塩健一

専門紙記者がみる
現在、
して未来

薬事日報社

薬剤師に迫るコペルニクス的〝転界〟——目次

薬剤師の本質的業務を探る

総論賛成、各論反対のドラッグストア業界の団結力
調剤ポイント　ドラッグストアの勝利、サービスは永劫に不滅か
争点は健康保険法の「値引き」に当たるか

FOCUS ｜ 薬局数

食いつなげるか〝保険〟薬局
人口激減時代の5万9000軒 ―― 小幡豊和 134

平成時代に確立したチェーン展開は薬局にも
鍵を握る処方箋の流れ
診療所医師の高齢化が2輪体制に影響
望まれる数を生かす発想と対応

はじめに

記者という仕事は奇妙な仕事だ、とつくづく感じる。薬業界に限らず、他の業界紙（誌）にしても、マスメディアにしても、記者は何ら生産的な活動をしているようには見えない。医師や看護師のように、目の前で苦しみ、困っている人を助けるサービスをしているわけではないし、農業人のように何かを作りだす労働をしているわけでもない。やることといえば駄文を書くことだ。そのうちＡＩ（エーアイ）に取って代わられるのではないか。しかも新聞や雑誌、書籍といった紙媒体は売上げも部数も右肩下がりまっしぐら。このままでは、特に業界紙（誌）とその記者などは、まもなく〝絶滅危惧種〟に認定されるのではないかとさえ思う。

とはいえ、いったん発信された〝記事データ〟は巨大プラットフォームなどを通じて世の中に出回り、それで少しは人のためになっているような気もする。みなさん、お持ちのスマホに同じニュースが何件も数秒おきに着信する経験をお持ちだろう。しかし、もしニュースが間違っていたり、不適切なものであったりすると、有料であろうとなかろうとその責任は、巨大プラットフォームではなく報道側が負うことになる。しかも、掲載されればすぐに古くなり、速やかに消えゆく記事。記事作成に何日も要することがあることを考えると、なんとももどかしい限りだ。

業界の方からは、時々「なんか面白い話はないの？」と声をかけられることがある。そこで、「〇〇さん、面白いことをやってくださいよ。記事にしますから」と、〝本気〟で切り返すこともある。ニュースは常に現場が作り出している。記者は現場の様々なニュースを取り上げ発信する、それを関係者が共有し、広げ、次世代の活躍・繁栄につなげる、そういう循環を期待している。

いま、巷でいわれる医療関連ワードといえば、医療費適正化（削減）、超高齢社会、地域包括ケアシステム、医療機関の機能分化と連携、人口激減と人材不足、２０５０年問題、ＡＩの活用、ｅｔｃ。

薬局や薬剤師関係では、薬機法改正と薬局機能分化、かかりつけ薬剤師・薬局、健康サポート薬局、薬剤師の本来業務と調剤補助（者）、薬剤師不足、ポリファーマシー対策、フォーミュラリー、敷地内薬局、オンライン服薬指導、多職種連携、ＰＢＰＭ、薬薬（医療）連携、薬大増設・定員割れ問題、ｅｔｃ。

これらは薬局や病院という〝居場所〟にかかわらず、薬剤師全体の課題であり、同時に全薬剤師への期待の表れでもある。薬剤師に求められるのは、特に薬学的視点に基づく医療安全の確保、安心・安全な薬物療法の提供である。それは、たとえ〝調剤の実務〟が手から離れようとも、薬剤師にこそ求められる役割であろう。

明治22（１８８９）年、薬剤師という名称と職能が「薬品営業並薬品取扱規則（法律第10号）」に規定されてから既に１３０年。〝漸く１３０年〟というべきかはともかく一世紀を優に過ぎた。大正14（１９２５）年に身分法の「薬剤師法」が成立してから94年、大きな節目も目前だ。昭和49（１９７４）年の「分業元年」から45年を経て7割超の外来処方箋が、保険薬局で取り扱われるようになった。既に当初の「目標数値」は達成しているが、今ひとつ「達成感」はないように思う。なぜだろう。

しかも、厚生科学審議会医薬品医療機器制度部会の「薬機法等制度改正に関するとりまとめ」（2018年12月）には、「院内処方へ一定の回帰を考えるべきである」とか、「現在の医薬分業は、（中略）多くの薬剤師・薬局において本来の機能を果たせておらず、医薬分業のメリットを患者も他の職種も実感できていない」といった指摘が掲載されているのである。多くの国民が接する薬局（薬剤師）の所作が、そのように言わしめている部分もあるだろう。このところの公的議論の焦点も、薬剤師は期待される本来業務を果たしているのか、に尽きるからである。そして、その問い、追求に、正面からきちんと応えていないように映る。このままでは医師が患者の診察・治療を、薬剤師がその薬物療法を担うという「文化」が定着するはずもないように思う。

わが国の人口が1億人を切るとされる2050年を一つの区切りとすれば、その頃には著しく進歩し続ける情報技術、AIの大波が、薬剤師を含め多くの医療職の業務内容を変貌させているであろう。そのとき、薬剤師という職種は存在しているだろうか。薬剤師を取り巻く様々な法規制は、その職種・職能を守る面があることは確かだが、大本は国民の保健衛生の向上であり、健康な生活の確保である。だから、そうした責務を果たせなければ、薬剤師はそこから退場を求められることになる。既に2014年のOTC医薬品の販売制度改革のなかで経験済みかと思う。

幸い薬局は医療法人ではない。医療機関や医師、看護師等の医療職と比べ、薬局・薬剤師が活躍できる領域は格段に広いはずだ。人口激減、多死社会に突入しようとする大きな転換期を迎え、改めて薬剤師法第一条（薬剤師の任務）のもと、患者、生活者としっかり目線を合わせた、「国民の健康な生活を確保する」という任務への取り組みが、その先の視界・世界を変えると信じている。

本書では前述のいくつかのキーワードを取り上げつつ、薬局・薬剤師に寄り添う傍観者の立場から、薬局・薬剤師について論じてみた。多少、傲慢かつ偏見が見え隠れしているとは思うが、どうか寛大な心を持ってお読みいただきたい。

代表執筆者　高塩健一

FOCUS

医薬分業

経済分業の功罪

政策誘導、バブル、そしてバッシング

玉田　慎二

日本の医薬分業は官僚による「政策誘導」によって進んだ。

1974年、当時の厚生省（01年から厚生労働省）は医師の技術料「処方せん料」を50点に引き上げ、分業誘導を開始。92年には薬価算定方式を「Rゾーン方式」に替え、薬価差縮小に乗り出した。処方せん料の増額といった診療報酬上の措置と、薬価算定方式変更による薬価差縮小という2つの誘導策によって、医療機関を医薬分業へと導いたのである。

要は、病院内で調剤することによって得られる薬価差よりも、処方箋を街の薬局へ出すことによって得られる技術料を厚くしたのだ。金銭的優位差を医療機関に見せつけた「札束で医師の頬を叩くようなやり方」（関係者）で、政策誘導していった訳だ。院外処方は急速に進み、90年代から2000年代にかけ、調剤薬局は店舗を出せば儲かる〝分業バブル〟に突入した。

すると、日本薬剤師会では幹部の椅子をめぐる政治抗争が勃発。その隣で、日本チェーンドラッグストア協会や日本保険薬局協会が旗揚げし、日薬への対抗心をむき出しにしていった。

こうした業界内の鞘当てが起きた一方で、分業の進展はスローダウン。ところが、すでに巨大に膨れ上がった調剤市場に対して、日本医師会がバッシングを始めた。契機は12年、会長に就任した横倉義武氏の第一声「分業が国民のためになったのか」だった。

一方で、15年から17年にかけて巻き起こったのが薬局不祥事の数々。薬歴未記載、無資格調剤、偽ハーボニー事件、付け替え不正請求と、事件、問題は相次いだ。

薬歴未記載は、調剤報酬の技術料「薬剤服用歴管理指導料」を、要件である薬歴を書きもせず不当に取得していた問題。無資格調剤は、薬剤師以外の事務員などが調剤業務を行っていた。偽ハーボニーは、偽造高額医薬品を患者に手渡してしまった事件。付け替え不正請求は、チェーンの店舗間で処方せんを付け替え工作した（＝実際は別の店舗で受け付けたことにする）技術料の増額を謀ったものだ。どれも個人による不祥事というよりは組織的な色彩の濃い事件だった。事態は深刻だ。

その直後、行政が着手したのが〝逆〟政策誘導だった。分業を進めてきた立場の厚生労働省の官僚たちは、薬局の〝粛清〟に乗り出したのだ。「健康サポート薬局」や「患者のための薬局ビジョン」は、行政官が薬局、薬剤師、薬剤師会に突き付けた〝最後通牒〟だ。

調剤報酬に関しても14年度改定から粛清が始まった。16年度改定では「かかりつけ薬剤師指導料」を、18年度改定では「地域支援体制加算」を新設するなどして、分業バブルに終止符を打った格好だ。そして、迎えた18年。薬機法の改正議論のなかで、分業が俎上に載り、公の場で分業は叩かれまくった。１９７４年から２０１８年までの医薬分業をざっとまとめると、こんな感じになる。

もう少し、丁寧に振り返ってみよう。

分業元年から、急拡大し分業バブルへ

医薬分業の重要なキーワードは「政策誘導」だ。繰り返しになるが、この国の分業は、薬剤師が医師から医薬品を奪い取ったものではない。患者が進んで薬剤師を選んだ訳でもない。行政が医療機関に対して、院外処方箋の発行を促す政策をあれこれと実施して、処方箋を街の薬局へと促したのである。

図表は、「処方箋枚数」を棒グラフに、「枚数の対前年伸び率」を折線グラフにまとめたもの。処方箋枚数は、右肩上がりを続けているが、今、伸び率はピークをとうに終えているのがわかる。

処方箋激増のピークは、対前年比二桁の伸長を続けた1991年から2001年にかけての約10年間。いわゆる〝分業バブル〟と呼ばれる拡大最盛期だ。94年と98年に急拡大のふたつの大きなヤマを作っているが、この時期に、処方箋発行へのドライブがグンとかかった。要因は、いくつかの政策誘導策が奏功した結果だった。

官僚による政策誘導のスタートは1974年。「分業元年」と呼ばれるこの年、医師の

図表　分業推移

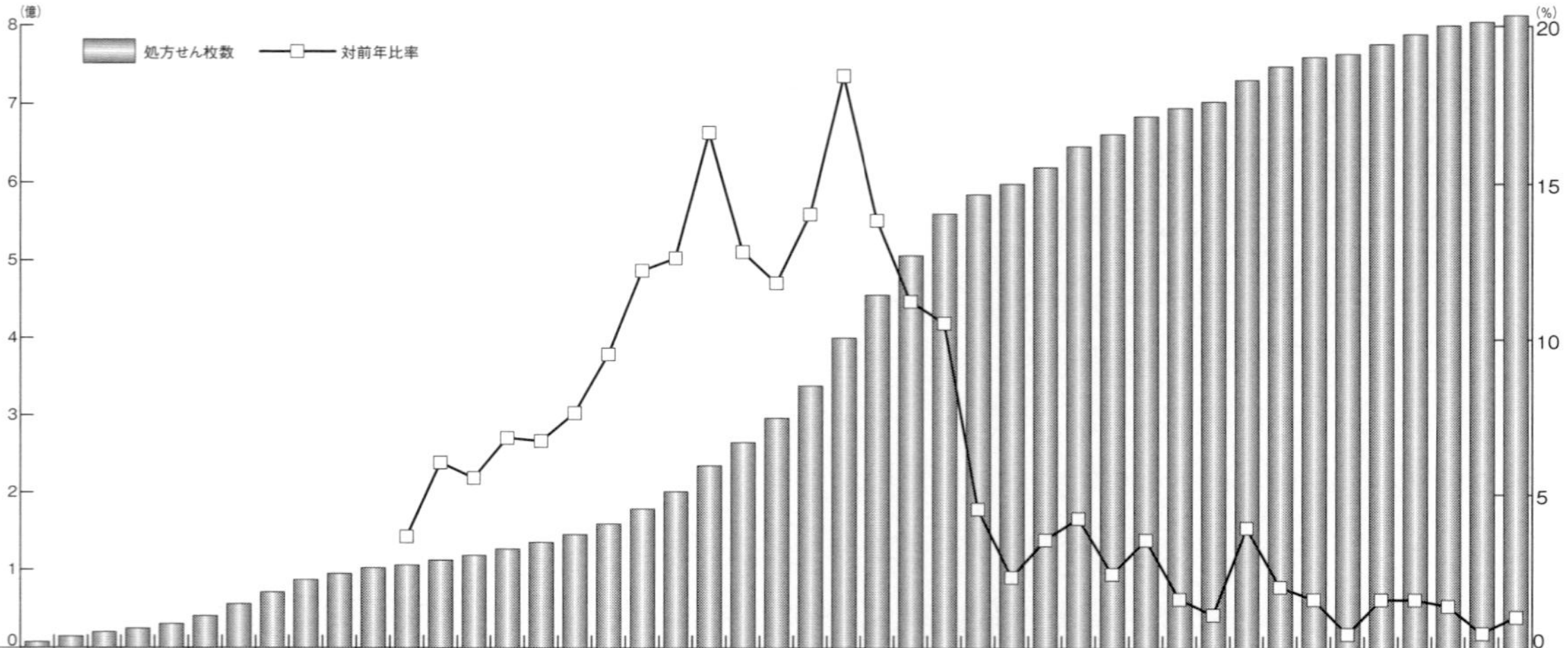

年度	74	75	76	77	78	79	80	81	82	83	84	85	86	87	88	89	90	91	92	93	94	95	96
処方せん枚数(万枚)	730	1440	2020	2470	3060	4060	5600	7110	8700	9500	10240	10620	11250	11870	12690	13540	14570	15960	17900	20150	23500	26510	29640
伸び率(%)												3.6	6.0	5.5	6.8	6.7	7.6	9.5	12.2	12.6	16.6	12.8	11.8
分業率(%)	0.6	1.2	1.7	2.1	2.6	3.5	4.8	6.0	7.2	7.2	7.7	8.1	9.7	10.1	10.6	11.3	12.0	12.8	14.1	15.8	18.1	20.3	22.5

年度	97	98	99	00	01	02	03	04	05	06	07	08	09	10	11	12	13	14	15	16	17	18
処方せん枚数(万枚)	33780	40010	45540	50620	55960	58460	59810	61890	64510	66080	68370	69440	70220	72940	74690	75890	76300	77560	78820	79930	80390	81230
伸び率(%)	14.0	18.4	13.8	11.2	10.5	4.5	2.3	3.5	4.2	2.4	3.5	1.6	1.1	3.9	2.0	1.6	0.5	1.6	1.6	1.4	0.6	1.0
分業率(%)	26.0	30.5	34.8	39.5	44.5	48.8	51.6	53.8	54.1	55.8	57.2	59.1	60.7	63.1	65.1	66.1	67.0	68.7	70.0	71.7	72.8	74.0

13年　8年　3年　3年　2年　6年　6年

薬価差　約25%　約18%　約14%　約10%　約8%　約7%　約8%　約8%　約8%

（医薬経済社集計）

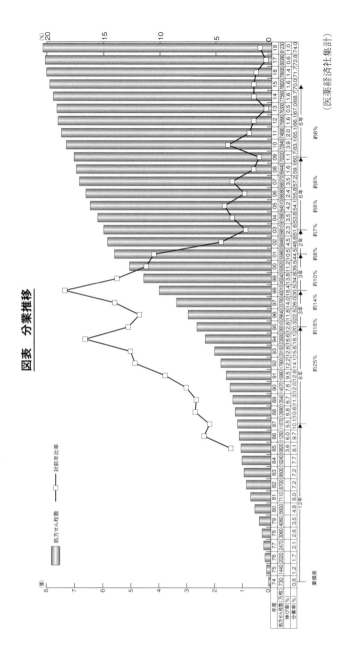

技術料のなかの「処方せん料」に大きく点数を盛った。医師が処方箋を患者に渡し、患者が病院・診療所の〝外〟に位置する薬局で調剤を受ける、この処方箋を交付する時の点数「処方せん料」を、それまでの6点から2月に10点、10月には50点へと大幅に引き上げた。医師のビヘイビア（行動様式）を、院内処方（非分業）から院外処方（分業）へと誘導したのだ。

74年は、原油価格の高騰を引き金に〝石油ショック〟といった経済混乱を招いていた時期だ。こうした時代背景のなかで、2度に渡る診療報酬改定を行い、旧厚生省は分業推進へと舵を切った。

しかし、分業率が二桁の10％台に到達するのには13年もの月日を費やす。20％台にはさらに8年かかった。分業優遇の診療報酬に点数設定したとはいえ、それだけで分業が一気に進んだ訳ではなかった。分業はゆるやかに前進していった。

転機は92年に迎えれた。薬価算定方式をバルクライン方式からRゾーン方式に変更した年だ。

バルクライン方式とは、医薬品の個別銘柄を購入価格の安いものから順に並べていき、総購入数量の81％とか90％とかに達したところの価格に、薬価を設定するというもの。過大な薬価差を生み出してしまうという欠陥があった。対して、Rゾーンとは「リーズナブルゾーン」の略で、合理的な幅、妥当な幅という意味。医療機関が実際に購入している医薬品実勢価格に、妥当な経費としてのR幅をのせて改定薬価を決める仕組みだ。

要は、行政がRゾーンを調整することで薬価差益を減らすことができる。バルクライン方式よりもコントロールが利く。厚生省は、病院、診療所が分業に切り替えないのは、薬価差を手放したくないという医療機関側の思惑と踏んで、薬価差を圧縮する策を講じたのだった。設定するRゾーンは15％から始め、94年には13％、96年は11％、97年10％、98年には5％と行政は作為的に縮めていった。その結果、92年には30％近くあった薬価差は、99年には半分の約13％に縮小し、01年には7％にまで縮小した。分業の急成長の時期と、薬価差縮小の時期は見事にシンクロしている。政策誘導の証左だ。

薬価算定方式の変更による薬価差縮小策によって、分業率が20％台から30％台に到達するのは、僅か3年。10％台にまでかかった13年や20％台到達にまでかかった8年を、大幅に短縮したのである。このあたりから、完全分業へ加速度がついた。40％台へは3年、

50％台にはさらに短縮し2年で到達。僅か8年間で、分業率は30ポイントも上昇した。政策誘導の真骨頂だった。

92年は薬価算定方式の変更に加え、多剤投与への抑制策も実施した。10種類以上もの医薬品を処方した場合に、医師の技術料を減額することにしたのだ。薬価差の高い医薬品を数多く使って、その差益で儲けていた医療機関の手足を縛る戦略だった。「薬漬け医療」が問題視されていた時代背景も後押しして、多剤投与の減額算定は、その後も拡大していった。

96年には8種類以上の処方に対して実施し、2000年には7種類にまで要件を厳しくした。医薬品というモノの価格と数量にシバリをかけて、分業へと政策誘導していったのである。

同時に、分業元年に着手した医師の技術料にも、さらに手を加えていった。非分業点数の「処方料」と、分業点数の「処方せん料」の格差を拡大させていった。96年には、処方料26点に対して、処方せん料は76点に引き上げ、格差は最大50点にまで拡大した。病院内で医薬品を患者に手渡すのと、処方箋を1枚書くのとでは、500円もの価格差を作り出したのである。医療機関は医薬品の在庫管理コストを低減できて、しかも院内処方よりも多額のフィーを得たのだった。

国立病院モデル事業

やや角度を変えた医薬分業推進策が、89年に実施した「国立37病院の処方せん発行モデル事業」だ。厚生省は89年3月16日、省内の講堂で開催した全国国立病院長会議で「院外処方の発行促進」を発表。37病院をモデル病院に指定し、3ヵ年計画で目標処方せん発行比率（分業率）30％を指示した。

89年当時の分業率は11・3％。厚生省は自らが管轄する国立病院に対して、厳しい目標数値を課した格好だ。しかし4年後、93年になっても、モデル国立病院の分業率は16・6％にとどまった。薬価差縮小策を展開する前段階で、時代の空気は分業推進からは程遠かったようだ。時期尚早。目標を達成することは出来なかった。

しかし、厚生省はリベンジする。

94年から97年にかけて、今度は国立38病院をモデル病院に指定し「完全分業」を要請する。当時想定していた完全分業率は70%。38病院における94年時点での分業率は30%程度だった。にもかかわらず、98年には82・9%に到達。完全分業を成し遂げたのだ。

成功の要因は、最初のモデル37病院が失敗した後、指定を受けていなかった国立津病院が独自に100%分業に踏み切り、さほどの混乱もなく完全分業を達成したという成功体験があった。津病院は、地元薬剤師会と周到に準備して、一気にすべての処方せんを院外に出した。にもかかわらず、ほとんど問題もなく処方箋は薬局に渡り、薬剤師が調剤した。先に記した、薬価算定方式の変更による薬価差縮小策も後押しして、処方箋発行の気運が高まっていた、という時代背景も後押しした。

医師の処方せん料や多剤投与の減額算定といった診療報酬面と、薬価算定方式の変更による薬価差益の激減という側面から「機は熟した」という雰囲気のなかで、再度、国立病院に対して、分業の先導を指令した結果だった。

国立病院は、地域において基幹医療機関というリーダー的な存在だ。地域住民や地元医師に与える影響は大きい。モデル事業は、医薬分業というシステムを全国各地に根付かせるきっかけを作ったとも言える。地域のなかで、リーダーのやることを他の大勢が見ていた、というコトだった。

第一次分業バッシングは調剤過誤問題で

医薬分業が急加速で進展するなか、02年に浮上した問題が「調剤過誤」事件だった。抗てんかん剤「アレビアチン」の規定量を疑義照会せずに10倍量で調剤し、患者が死亡した事例に始まり、切迫早産治療剤「ウテメリン」を調剤するところを、子宮破裂や胎児死亡などの副作用の恐れがある子宮収縮止血剤「メテナリン」と取り違えたケース。「アルマール錠」と「アマリール錠」の類似名称医薬品の誤調剤。さらに、容量の間違い、薬袋への入れ間違いや書き間違い、一包化ミス……と、調剤過誤は連続して噴出した。その度に一般紙や地方紙が大きく取り上げ、薬局の業務、管理体制に世間が厳しい眼を向けた。

これが、〝第一次〟分業バッシングだ。

ただし、調剤過誤はその後、徐々に減少していく。日本薬剤師会が各地の支部薬剤師会に働き掛け、躍起になって研修会などを通じて啓発したことで、現場薬剤師にも危機感が伝わったようだ。ミスは減り、新聞紙面で取り上げられることもなくなった。

同時に、分業バッシングの急先鋒だった日本医師会が、バッシングの矛先を「調剤」から「政治」へと移していったのも作用したようだ。02年から始まった診療報酬マイナス改定という大きな「政治」対応に追われ、日医は分業バッシングに構っていられなくなった。マイナス改定は日薬にとっても手痛い事態だったが、そのマイナスが逆に、最初の分業バッシングを終息へと導いたのである。第一次分業バッシングが沈静化したのは、単に〝運〟が良かっただけかもしれない。

そして、第一次分業バッシングを乗り越え、ふたたび、医薬分業は成長を続ける。しかし、分業率が50%を超えたあたりで、伸長は鈍化。50%から60%台には6年を費やし、伸長は鈍った。60%から70%台には6年もの月日がかかった。

ところが、すでに7兆円以上に拡大していた調剤市場に対して、厳しい眼が向けられ始めていた。それは2014年4月に、国内最強の〝圧力団体〟日本医師会の会長に当選した横倉義武氏の就任第一声が発端だった。

「医薬分業が患者、国民のためになったのか、よく考えないといけない」

横倉会長はさらに12年度に40兆円を突破する見通しの医療費に関連して、「薬の飲み残しだけでも８０００億円あると言われる。ムダな医療があるなら解消しないといけない」

「医薬分業で医療費がどれだけ伸びたのか、検証しなければ」

「もともと調剤は診療報酬のなかで10％もなかった。それが今、相当伸びている。本当に医薬分業が患者、国民のためになったのか、よく考えないといけない」

立て続けに、分業に対する懐疑的な見解を口にした。日医の会長が就任直後に、同業他者の〝医療〟を槍玉に挙げるというのは尋常ではない。温厚な人柄で知られる横倉会長が就任早々口にした批判は、その後の分業に対するバッシングを暗示していた。

翌日、日医会長の発言を受け、当時の日本薬剤師会の児玉孝会長は
「分業が患者や医療機関にどんなメリットがあるのか、推進してきた立場から、きちっと検証しエビデンスを示したい」と訴えた。

ところが日薬はその後、まともなエビデンスなど公表していない。少なくとも、日医や医療医薬業界を納得させるような分業のエビデンスをまとめていない。その一方で分業は、医師会だけでなく、患者や市民からも責め立てられることになる。現在も続く分業バッシングは、この日医会長の発言が発端だ。

日薬は児玉会長から、現在の山本信夫会長へとトップは代わった。しかし、15年から17年にかけて続発した薬局不祥事を経ても、「これだ」という分業のメリットを打ち出せていない。それは、行政による政策誘導によって進んだ、医療機関に対する「経済分業」という側面が影響しているのかもしれない。そして、バッシングが最高潮に達したのが18年の改正薬機法の議論だった。

厚生科学審議会で叩かれまくった〝分業〟

「実体験」基に繰り返された批判の数々

玉田　慎二

厚生労働省の審議会や検討会のなかで、主に法律改正をともなうテーマを扱う時にセッティングされるのが厚生科学審議会。そのなかに新設されたのが「医薬品医療機器制度部会」だった。

２０１３年改正の旧薬事法は、ＯＴＣ医薬品の販売ルールを再規定した。要指導医薬品を新設し、第１類から第３類までのＯＴＣ医薬品のインターネット販売を解禁した改正だった。この時の「附則」として、５年後をめどに制度の見直しを規定していたのだが、この附則を受けるかたちで医薬品医療機器制度部会（以下、制度部会）を設置。ところが、直前の15年から17年にかけて続発した薬局不祥事が影響し、メインテーマは「医薬分業のあり方に関して」に取って代わってしまった。薬事法から改組した「医薬品、医療機器等の品質、有効性及び安全性の確保等に関する法律」、いわゆる「薬機法」の改正議論のなかで、医薬分業は集中砲火を浴びることになる。17年からスタートした議論はアイドリングを終え、18年4月以降、本格審議に入った。

18年4月11日。新年度第1回目の会合は多くの関係者が注視するなか、分業批判の口火を切ったのは、やはり日本医師会の中川俊男副会長だった。

「処方箋受取率が70％を超えて医薬分業が進展する一方で、患者が医薬分業の利益を実感できていないという指摘がある。分業をして、院内処方と院外処方と、それぞれのメリット、デメリットが当初言われたものとかけ離れているのではないですか」

中川副会長は舌鋒鋭く、薬局、薬剤師、薬剤師会に立ちはだかってきた存在だ。中央社会保険医療協議会でも、医薬分業、調剤報酬に対して厳しく追及してきた。中川副会長が制度部会で取り上げた論点は、日医が主張してきた〝院内と院外の処方では技術的な差がないにもかかわらず、診療報酬上の点数が開き過ぎている〟という点だった。

「医薬分業はそろそろ限界に来ているのだと思います。弊害の方が目立ってきている」

薬歴未記載や付け替え不正請求を念頭に問題視した発言だ。対して、厚労省医薬・生活衛生局（以下、医薬局）の屋敷次郎総務課長（当時）が事実関係を説明した。しかし、容赦なく、中川副会長は「それが精一杯のお答えですか」と突き放し、議論をコントロールする。

このタイミングで、日本薬剤師会の乾英夫副会長が手を挙げた。

「今、中川先生から、医薬分業はもう限界というようなお言葉があったので、日本薬剤師会として、少しお話しさせていただきたい」

乾副会長が説明した医薬分業のメリットは、大前提の薬物療法における「安全確保と医療の質の向上」を確保できる点。そして、医療機関側にとっては備蓄医薬品に捉われず「患者に適した処方が可能」になること。患者にとっては「一元的、継続的に把握することで、安心して薬物療法が受けられる」という点だった。また、医薬品の「情報開示」や後発医薬品使用促進による「医療費適正化」なども挙げた。

大阪府薬剤師会出身の乾副会長は、日薬のなかではスイッチOTC医薬品などを担当し、副会長3期目。直近の副会長選挙でトップ当選し、会内で存在感を高めつつあった。ただ、中央での業界団体活動は浅く、元中医協委員の中川副会長を相手にするには荷が重かった。それでも、乾副会長はこう言い切って説明を終えた。

「決して限界というよりも、今後、もっと質を強化していきたいところです」

ところが、医師会とは別の人物から反論が飛び出した。患者・消費者代表の山口育子理事長（ささえあい医療人権センターCOML）だった。

「乾委員が仰ったことは、かかりつけ薬剤師・薬局の機能がうまくいった場合には効果があると思いますが、その一方で、機能を果たせていない薬局が多いことが問題であり、医薬分業はかなり、瀬戸際に来ているのではないかと感じています」

患者代表の発言は重い。山口理事長はさらに続けた。

「どちらかと言うと、オーナーの方針が優先されて、薬剤師としての役割を果たすというよりも、違うところ、利益とかを追従することで、付け替え（不正請求）問題も起こっているのではないでしょうか。安全ということに対しての意識、医療者としての意識も、医療機関の職員よりも薬局の薬剤師の方が、どうしても落ちてしまっているのではないかと思います」

山口理事長の発言はこの後、年末まで続く制度部会で、分業が厳しい指摘に晒される前触れのようだった。患者代表の見解に、日医の中川副会長が続けた。

「山口委員のご意見は、極めて重要だと思います。我々が心配していたのは、まさにそのコトですよ」

乾副会長が再び反論した。

「できてない薬局、薬剤師については、日本薬剤師会としても今般、薬剤師行動規範を作りまして、現状に合うものに薬剤師をしっかり進めていくということでやっています。今後、国民のために薬剤師、薬局がしっかりできる制度に持っていくことが大事だと考えますので、よろしくお願いします」

薬剤師行動規範は、日薬が薬剤師倫理規定を改組して18年1月に公表したものだ。薬剤師の任務や最善努力義務、法令等の遵守など、ある意味〝当たり前〟の行動規範を15項目にまとめた。「常に品位と信用を維持」することや、人種、ジェンダー、職業、地位、思想・信条及び宗教等によって「個人を差別せず」、職業的倫理と科学的根拠に基づき「公正に対応する」といった具体的な行動にまで踏み込んでいる。

この日の会合では、医薬分業以外の議題も用意されていた関係で、座長が意見交換を引き取り、次の議題へと進んだ。応酬はココまで。ただ、医薬分業は第1ラウンドからすでにロープ際に追い詰められていた。

総攻撃を受ける医薬分業

医薬品の承認制度や流通問題に関しての2回の会合を挟み、7月5日に行われた第4回目の制度部会では、テーマを「薬局・薬剤師のあり方」に絞っての審議となった。出席委員のほとんどが、医薬分業を批判する展開に終始した。

「ある意味、薬剤師が医療にとって必要か否かということを、突き付けられているのです」

（特定非営利活動法人ネットワーク医療と人権・花井十伍理事）

「病院に勤めていると、正直いって、医薬分業のありがたみは感じません」

（国立成育医療研究センター・村島温子主任副センター長）

「前から医薬分業における違和感は、どこかでずっと感じていた」

（青山学院大学経営学部・三村優美子教授）

「こどものコトに関して、医薬分業の成果というものを感じたコトはないのです」

（知ろう小児医療守ろう子ども達の会・阿真京子代表理事）

「現実問題として、診療報酬の点数に応じた動き方をしているのが見えてしまう」

（読売新聞生活部・本田麻由美次長）

こうした批判に対して、街の薬局で働く現場の薬剤師はピンと来ないかもしれない。日々の業務のなかで、患者から罵倒されるコトなどめったにない。しかし、制度論を議論する関係者は、全国で起きている薬局不祥事がまず念頭にある。そのうえで、彼らは普通に薬局やドラッグストアを利用している。しかも彼らは理想の薬局、薬剤師像を思い描いて来局する。平均的な、当たり障りのない〝接客〟は逆に、プロフェッショナルとしての行為には映らず、ただ技術料を集めているように見えてしまう。それどころか、少しでも〝不適切〟な言動を目の当たりすれば、それが「薬局、薬剤師の全て」となる。そんな彼らの実体験が、こうした公式の場での批判につながった。

もちろん、全国の薬局や薬剤師のなかには、地域住民から信頼を得て、「かかりつけ」としての機能を発揮しているところも多い。政策誘導によって進んだ医薬分業とはいえ、患者からの支持を得ている薬局・薬剤師は実在する。ただ、身近な存在であるが故に、厳しい視線に晒されているというコトだった。

各委員からのバッシングが続く制度部会で、分業批判の急先鋒となったCOMLの山口理事長と日医の中川副会長が、日薬の乾副会長を攻め立てていた。山口理事長は、「確かに一生懸命やっている薬局があって、成果が出ているところがあるということは承知しています。しかし、調剤だけやっている現状があって、多くの薬局、薬剤師の意識が変わらないことには、対策を立てても、本気で変わらないのではと危惧しています」

正論だった。

「私は今、薬局はかなり危機状態だと思っています。危機感を持って薬局、薬剤師には変わることができるような対策を講じていくべきではないでしょうか」

対して、日薬の乾副会長は、

「ご指摘のことは、本当にその通りだと私も思っております」

と同調しながら

「今、変わらないと本当に薬剤師として、きちんと役割を果たしているかということが突き付けられているのだと思います。我々も変わっていかなければならないし、しっかりやっていこうと考えております」

ある意味、乾副会長の人柄が出た、まじめな回答だった。しかし、厳しい指摘に対する応えとしては優し過ぎた。やり取りを聞いていた中川副会長が噛み付いた。

「山口委員のご意見に対して『その通りでございます』と仰いましたけれども、乾委員の意見に対して『そうではない』と仰っているのです。それが『その通り』というのは、どういうコトですか」

「現状、出来ていない薬局がある、ということであれば、変えなければならないというのが、私の申した意見でございます。それがその通りだということです」

「わかりました」

中川副会長と乾副会長のやりとりは、噛み合っていなかった。ただそれは、日薬が組織として分業バッシングに対する〝答え〟を示していない実情からくる、限界のようでもあった。中川副会長はさらに責め立てた。

「例えば地域包括ケアシステムのなかで、多職種の一員として頑張らなければならないというのは、その通りだと思います。それを法律上に明確に記載しなければならない、法令上の下支えがあるべきだと仰る。地域包括ケアシステムを構築していくに当たって、いちいち法令上で明確に規定しなければ出来ないのですか」

制度部会で厚労省は、薬剤師業務に関して薬機法に明文化することを提案していた。その根本を質す指摘だった。乾副会長は
「法律上に明確にする方が、やはり実効性があると考えた訳でございます」

日薬副会長としての真面目さは伝わっても、組織としての方針は見えてこない。日薬が

訴えなければならなかったのは、分業バッシングを経たなかで、自己批判を踏まえた自己改革を宣言することだった。残念ながら、3期目に入った山本信夫・日薬会長の体制下で、バッシングに対する方策が固まってはいない現状を露呈してしまった格好だ。分業バッシング議論の最初のヤマ場は、日薬の惨敗だった。

日医が吠え、官僚は逃げ、日薬は皮肉る

10月18日、7回目の制度部会でも、日医の中川俊男副会長は分業批判を続けた。議論の最初から、

「分業はこのままでは限界という、重たい意見をまったく無視した肩透かしの資料」

医薬局が作成した論点整理を否定し、「全面的に作り直し」を命じたのだ。静まり返る医薬局幹部。森田朗座長が「すこし考えてもらうことにして」と助け舟を出すと、中川副会長がさらに

「事務局はなにもないんですか」

追い打ちをかけた。

「それなら山口委員、どうぞ」などと座長を差し置いて、中川副会長は会議を仕切った。

COMLの山口理事長は「フクザツな気持ちで」と前置きして、薬局の情けない現状を並べ立てた。その後、再び中川副会長が医薬局のまとめた調剤業務の改正案に

「法令上明らかにしないと、できないというのが問題」

言い切った。

「調剤技術料に1・8兆円も使っているのに、次の診療報酬改定で新たな調剤技術料の項目が眼に浮かぶ。だから問題」

調剤業務を法文化することで、新たな技術料を設定し、その点数が将来的に薬局の儲けになる。そんな〝おカネ〟の話を牽制したのだ。

ここで、医薬局の安川孝志薬事企画官が回答した。しかしそれに対しても

「安川企画官、あなたのは私の質問に対する答えではない。一般論を言ったに過ぎない。真正面に答えて頂けないのは非常に残念」

官僚答弁を切り捨てた。さらに

「1・8兆円をどう思うか。局長、言って貰えますか」

今度は矛先を、医薬局の宮本真司局長（当時）に向けた。ところが、宮本局長は、

「ここは中医協の議論ではないので、私の方から答えるのは差し控えさせて貰った方がよろしいかと思います」

などと回答するのが精一杯。一方、こうした分業批判が会議を席巻するなか、日薬の乾英夫副会長は多職種連携の重要性を説き、

「医師と薬剤師の連携のもとで進めなければなりません」

と説明。そして、一拍間を置いて、

「私と中川副会長とでは、連携は取れていないかもしれませんが」

皮肉をひとこと。会場はどっと沸いた。乾副会長が〝見せ場〟を作った場面だった。

再び日医は吠え、今度は官僚は逃げず

11月8日の制度部会。前回、いいところがなかった厚労省官僚が逆襲した。

この日も、日医の中川副会長は分業バッシングを続ける。全国展開の調剤チェーンが不適正事案を繰り返す状況を指摘しながら、

「薬局自体を法令上明確にすることになるのか。明確化すると、何がどうなるのか」

改正法案そのものを疑問視した。すると、前回糾弾された安川薬事企画官に代わって磯部総一郎監視指導・麻薬対策課長（当時）が割って入った。

「私からお答えしてもよろしいでしょうか」

と前置きして、

「本来、薬剤師の意識で当然やっていくものだと僕は思います。それがなかなか、改革がうまくいかないなかで、この部会で議論となっているのだと思います。そうであれば、『法令上書くのは意味があるのでは』という意見もあって、法令上書いたのであります」

現状認識を示しながら、法令化によって現在実施している都道府県による監視指導を「より一層進めて行く意味でいい」と意義を強調したのだった。

しかし中川副会長は、現時点での自治体指導に関して「効果が表れているんですか」と鋭く追及する。すると、磯部課長は「表れている部分と表れていない部分があると思いま

す。それはこの部会でも…」と続けた瞬間、「いや、いいです」中川副会長が遮った。

その後、説明に何度も横槍を入れる中川副会長だったが、その都度、磯部課長は答え続けた。県を跨る調剤チェーンのガバナンス問題を強調し「しっかり仕組みを考えないと対応出来ない」と法改正の正当性を訴えた。

それでも中川副会長は、発生した不適正事案に対して迫った。

「あなたの指導が行き届かなかった。もし、薬機法で明確化すれば（不適正事案は）起こらないとお考えですね」

「起きにくくなると思います。効果は一定程度上がるものと期待しています」

磯部課長が反論したところで、形勢はやや逆転した。しかし、中川副会長は論戦を止めない。

「法令上明確にしないと指導は頻繁に行われないのですか」

「あなたは都道府県にお願いしてきたんでしょ。法令上明確でないと、あなたの言うコトをちゃんと聞いてくれなかったというのですか」

矢継早に攻め立てる。対して磯部課長は

「これは申し上げますが、基本的には行政は法令に基づく業務が主ですから」

ストレートに対抗した。すると、中川副会長は言い放った。

「真正面から答えて下さい」

対して、磯部課長が

「真正面からお答えしています」

ピシャリ言い返した。

改正法議論は薬系技官の〝反撃〟によって、クライマックスに近付いた。

日医が正論、日薬は感謝

11月22日、この日の会合で議論は難所を越え、大団円へと向かった。医薬分業のあり方について、最後まで意見していた日医の中川副会長だったが、とうとう最後に折れた。

「言うのはもう4、5回目だと思いますが、法律に書き込む内容ではないように、本当に思います」

薬剤師が患者の「服用期間を通じて必要な服薬状況を把握する」と規定した改正法案に、中川副会長はやや溜息交じりに語った。

「たとえば、医師法に『医師は患者の経過を診なければいけない』と書くのと同じ」と言い添え、「書かなきゃあ出来ないというのは、薬剤師にとって、侮辱じゃあないですか」などと逆説的に訴えたのだった。ただ、すべてを言い尽くしたようで、

「ここまできたら認めますが、次期診療報酬改定で、やるべきコトをやって誉められるような評価は絶対にないよう、保険局に伝えてください」

調剤報酬の引き上げ点数にならない点を念押しして、議論に幕を下ろした。ところが、日薬の乾副会長が

「中川委員、どうもありがとうございます。薬剤師の思いを言って頂いて」

などと感謝したものだから、傍聴席からまた笑いが起きた。

厚科審報告書の分業論点は4つ

そして12月25日、最終報告書が公表された。

医薬分業に絡む法改正案は4点となった。①薬剤師による服用期間を通じた継続的な薬学的管理と患者支援の義務化、②患者が自身に適した薬局を主体的に選択するための方策として、特定機能を持つ薬局の法令上の明確化、③責任役員の設置と、その変更命令を可能にするガバナンスの強化、④テレビ電話などのオンラインによる遠隔服薬指導の導入、だ。

服用期間を通じた管理・支援は、すでに調剤報酬上は規定されていた。その法的裏付けとなる。薬局機能の明確化は、在宅医療や他の医療機関と連携した服薬情報の一元的・継続的な管理を担う「かかりつけ薬局」のイメージと、がん患者など高い専門性が求められる特殊調剤が可能な機能を例示した。政府規制改革会議からの要請に応えたかたちの遠隔服薬指導は、「専門家によって適切なルールを検討すべき」と付記し、詳細は今後の議論に任せた。

さらに報告書では、制度部会での分業批判を受け、「薬剤師が本来の役割を果たし地域の患者を支援するための医薬分業の今後のあり方について」とタイトル付けした、別立ての報告も盛り込んだ。異例の取りまとめだった。報告書のなかに、もうひとつの報告書があるようなものだ。厚労省は「今後の関連制度に係る検討に資するよう」と、議論の過程をまとめたのだが、厚労官僚が言いたかったのは次の記述だろう。

「現在の医薬分業は、政策誘導をした結果の形式的な分業であって多くの薬剤師・薬局において本来の機能を果たせておらず、医薬分業のメリットを患者も他の職種も実感できていない」

「単純に薬剤の調製などの対物中心の業務を行うだけで業が成り立っており、多くの薬剤師・薬局が、患者や他の職種からメリットや意義を理解されていない、という危機感がない」

こう10回に及ぶ会合での分業批判をまとめたうえで、

「このことは関係者により重く受け止められるべき」

とダイレクトに記載した。現場の薬局、薬剤師、経営者、薬剤師会幹部に対する官僚の通告だった。制度部会で約半年に渡って繰り広げられた分業バッシングは、現在の薬局、薬剤師に対する〝警告〟で幕を閉じた。

改正薬機法はガバナンスが後退

厚生科学審議会医薬品医療機器制度部会の報告書を受け、医薬局が作成した薬機法改正案の医薬分業パートは、「薬局機能の明確化」と「ガバナンス強化」がポイントだった。ところが、ガバナンス面は報告書の指摘から後退してしまう。

薬歴未記載、無資格調剤、偽ハーボニー事件、付け替え不正請求と、調剤薬局を舞台にした不祥事はココ数年連続し、こうした事案を最終処理する段階で行き詰っていたのが「管理薬剤師にとどまる処分」だった。現行の薬機法では、調剤薬局チェーン企業に対して、経営陣の処分にまで行き着かない。そこで医薬局は、法改正によって「法令遵守のための体制整備義務」といったガバナンス強化を打ち出した。

薬局企業は「法令順守のための指針」を策定し、「必要な能力及び経験を有する管理者」

を選任して、さらに管理者の上に「薬事に関する業務に責任を有する役員」＝責任役員を新設する。行政側は「保健衛生上の危害の発生、また拡大防止のために業務運営の改善が見込まれない」場合に、責任役員の「変更命令」を下す、というのが改正法のポイントだった。

ところが、自民党の一部議員が一部の業界関係者の意向を受け、「役員の変更命令」の削除を強く迫った。自民党総務会はこの要請を丸呑みし、改正法案を事実上〝骨抜き〟にしてしまった。薬局を監視指導する立場の地方自治体からは「強力な弾が抜かれてしまった」と落胆の声が上がった。ガバナンス強化の〝目玉〟は抜き取られてしまったのだ。

そんな関係者の落胆を裏付けるように19年6月、また薬局不祥事が発覚した。調剤薬局チェーンの店舗で、薬歴が未記載の状態で薬剤服用歴管理指導料を請求し、かつ不適切請求に対する行政側の指摘に対して薬歴を改竄し、未記載の薬歴を減らすという「二重の不適切行為」が判明したのだ。薬機法改正法案が国会で審議されるというタイミングでの不祥事だった。ガバナンス強化の後退に、関係者から溜息が漏れたのは言うまでもない。

機能評価によって薬局は4分類!?

もうひとつの薬機法改正のポイントは薬局機能の評価だ。かかりつけをイメージする「数の多い」（医薬局幹部）薬局を「地域連携薬局」と位置付け、「入退院時の医療機関等の情報連携や在宅医療等に一元的・継続的に対応できる薬局」と規定した。要件は、「プライバシーに配慮した構造設備」や「一定の研修を受けた薬剤師の配置」「麻薬調剤、無菌調剤の対応」などを想定している。

一方、高度薬学管理機能に対応し「数は限られる」（医薬局幹部）のが「専門医療機関連携薬局」。当面は「がんなどの専門的な薬学管理に他医療提供施設と連携して対応できる」薬局としている。要件としては「専門医療機関と治療方針の共有」や「専門性の高い薬剤師」、「特殊な調剤の対応」などを例示した。

さらに、医薬局は専門医療機関連携薬局に関しては、一歩踏み込んだ要件を想定している。構造設備として「個室の設置」を課し、専門薬剤師には「学会での発表」などを求めたい意向だ。また、こうした薬局には、対応可能な領域の「区分」に応じて名乗ることも認める方向で、例えば「専門医療機関連携薬局（がん薬物治療）」などと掲げるコトができるよう調整している。

新たな地域連携薬局と専門医療機関連携薬局は、都道府県知事が「認定」するコトになる。このふたつの機能を標榜する薬局のほか、認定外の「ただの調剤薬局」、さらには、すでに進めている「健康サポート薬局」を含め、薬局は4種類に分類されるコトになる。また、行政が認定する3形態の薬局は、重複での認可取得も可能だ。

こうした行政の〝お墨付き〟を得た薬局群を一般市民や患者が、どう評価するかだが、それぞれの数が揃い、看板を掲げ、存在をアピールしだしたとき、評価は下る。そのとき、市民からは「余計なお世話」に映るような気がしてならない。結局は「行政が考えた機能」に過ぎないからだ。

行政の政策誘導によって進んだ医薬分業は、薬局不祥事を巻き起こし、バッシングを受けている。その批判に対して、厚労省は厚科審制度部会で報告書をまとめ、薬機法改正案を作成し、国会審議へと導いた。ただし、この流れは行政側の責任の取り方だ。自分たちが進めた施策に批判が集まったための軌道修正。誘導開始から45年を経ての、大修正と言える。

しかし行政は、薬局機能のメニューは作れても、最後に薬局を評価するのは市民、患者だ。政策誘導にどっぷり浸かってきた薬局、薬剤師はそろそろ、この点に気付くべきだろう。

薬剤師の本質的業務を探る
「対物から対人へ」とは

髙塩　健一

いま薬局業務・薬剤師業務とは何か、いろいろな場面で話題になっている。現実的には、薬剤師に対して、患者の薬物療法の経過を長期にわたってモニタリングし、場合によって医師に意見を提案（処方提案等）する。肥満や喫煙など生活習慣病のリスク回避のための指導啓発活動を行う。もし医薬品が必要な状態になっても、必要最低限の薬剤使用で済むよう医師の薬物療法を支援するｅｔｃ．「モニタリング」は薬機法の改正に盛り込まれようとしている。「指導啓発活動」は〝健サポ〟で求められている。「必要最低限の薬剤使用」

はポリファーマシー対策であり、多様な業務、役割が調剤報酬上や制度上、法的に求められている。しかし、これら事項の多くが、20年以上も前にかかれた日本薬剤師会（日薬）の「薬局のグランドデザイン」（1997年1月最終答申、「グランドデザイン」）のなかで、その推進の必要性をうたっている。しかも、「グランドデザイン」は自主的、自律的に作成され、薬剤師の責任において、その推進を訴えていた。だが、これらの事項は今、法・規制の項目として明示されている。ポリファーマシー対策にしても、〝点数取得要件〟が示され、受動的には進められている。言葉は悪いが、「診療報酬上で、あてがわれた業務」であり〝やらされ感〟が漂う。

点数化でようやく「ヒヤリ・ハット」に反応

永らく「薬局ヒヤリ・ハット事例収集・分析事業」に対する薬局・薬剤師の参加が求められていた。「グランドデザイン」でも「疫学調査への協力」が謳われている。薬局機能の「公益性」という観点から、最もしっくりくる〝疫学調査〟事業であろう。同事業は

図表　参加薬局数と報告件数の推移

	2009年	2010年	2011年	2012年	2013年
参加薬局数	1,774	3,449	6,037	7,225	7,747
報告件数	1,460	12,904	8,082	7,166	5,820
	2014年	2015年	2016年	2017年	
参加薬局数	8,244	8,577	8,700	11,400	
報告件数	5,399	4,779	4,939	6,084	

「薬局ヒヤリ・ハット事例収集・分析事業　2017年年報」

「広く薬局が医療安全対策に有用な情報を共有するとともに、国民に対して情報を提供することを通じて医療安全対策の一層の推進を図ること」を目的とし２００９（平成21）年から事例受付を始めた。日薬でも何度も同事業への参加を呼びかける通知を発していた。しかし、調剤点数とは無縁であり、薬局・薬剤師への認知度・関心は非常に低くかった。結果、薬局の登録・報告数ともに伸び悩んでいた。運営する日本医療機能評価機構の「薬局ヒヤリ・ハット事例収集・分析事業２０１７年年報」（18年10月2日）（図表）によれば、参加薬局数は17年12月末現在で1万１４００軒、事例報告数も６０８４件に過ぎなかった。

ところが、２０１８年度調剤報酬の改定を機に、登録薬局数が一気に増加した。同機構によれば19年3月末現在で、登録薬局数は3万6１８３軒と、全薬局の6割強が同事業へ参加していることになる。前述のように、17年の参加率は2割だった。

最近公表された同機構報告書では、18年下半期（18年7～12月）の参加薬局数は3万3166軒で、報告されたヒヤリ・ハット事例は5万9389件に達した。同機構では、「患者のための薬局ビジョンや18年度診療報酬改定で地域支援体制加算の新設されたことなどが影響している」と、冷静に分析する。

ご存じのように、18年度調剤報酬改定による「地域支援体制加算」の届出をする際に、「プレアボイド事例の報告・収集」の実態があることが求められた。事務連絡「疑義解釈資料の送付について　その10」（平成30年12月18日、厚生労働省保険局医療課）により、具体的に必要な添付資料が明示されているが、要は、点数取得のためには、18年中に日本医療機能評価機構の「薬局ヒヤリ・ハット事例収集・分析事業」へ参加登録し、経過措置が切れる19年3月末までには、実際に取組実績（プレアボイド事例報告）があることを、証明しておく必要があったわけだ。

結果、18年は上半期、下半期ともに同機構の事業への参加登録数が激増、報告事例数も同様に激増した。調剤報酬点数の〝要件〟になった途端、皆、一斉に「ヒヤリ・ハット」に参加、積極的に報告し始めたように見えてしまうが、如何だろう。この集団行動、国民の目にはどう映っているのだろうか。

ところで、プレアボイドとは、薬による有害事象を防止・回避するという言葉を基にした造語である。患者の医療安全に貢献する目的で、病院薬剤師の世界では長年取り組まれてきた。病薬業務が〝調剤〟など中央業務から病棟業務、入院患者中心の業務へとシフトしてきた中で、病院薬剤師が自主的に、患者の薬物療法に関与し、副作用や治療効果の低下など患者の不利益を回避する、あるいは軽減する努力を重ねてきた。その成果がプレアボイドという形になった。そもそも調剤点数とは無縁の〝業務〟であった。日本病院薬剤師会（日病薬）によると、始めた当初の1999（平成11）年頃は2000件程度の報告数だったが、2004（平成16）年頃から増加のスピードが上がり、直近の16年（平成28）年度報告では5万件を超えている。

望まれる職能「見える化」への活用

さて、全国約5万8000軒の薬局のうち約6割が、薬局ヒヤリ・ハット事例収集・分析事業に参加登録し、1年間で5万9389件の事例が集まった。別の見方をすれば、6万件くらいは、薬局現場で、副作用等による患者の不利益回避がされているともいえる。少なくとも薬剤師職能を「見える化」する大きなツールを、棚ぼた式に得たように思うが、如何だろう。

ところで、参加登録薬局数が3万3166軒、報告数が5万9389件ということは、1年間に1薬局当たり、2件の事例しかない計算だ。17年に全国の薬局が受け付けた院外処方箋枚数は8億枚を超えている。まだまだ、報告されていない事例は多いはずだ。切っ掛けはともかく、薬局の薬剤師がその気になれば、6万件近い事例報告を挙げるだけの「底力」があるともいえる。

大事なことは、「報告した」という自己満足、点数要件クリアの安堵を得ることではない。全国の薬局・薬剤師が、その膨大な事例の分析結果を常に確認し、互いに情報共有した上で、目の前の患者の安全確保に活用し、広く国民の医療安全につなげていくことだと思う。今後とも積極的に報告し、最終的に「国民の健康な生活を確保する」（薬剤師法第一条）という薬剤師の責務を果たして欲しい。

「ビッグデータの時代」に専門職の手による膨大なデータが、具体的に世の中に貢献することにもつながると考える。これまで薬剤師発のビッグデータが作られたということはない。日本医療機能評価機構のシステムにちゃっかり乗っかり、現場薬剤師の手で、いまはやりのリアル・ビックデータ作りに貢献するというのもかっこいいと思うが、如何でしょう。

様々な医薬品情報が世の中にあふれ、何をどう選択し、活用すべきかが悩ましい時代になっている。とはいえ医薬品情報の多くは承認前情報といえる。実際に臨床適用された、市販後情報の最も身近にいるのは、薬の専門職の薬剤師、特に慢性疾患系であれば薬局薬剤師であろう。それぞれの薬剤師が、目の前の患者との信頼関係のなかで、例えば生活情報との関連性から副作用を見出す、あるいは重複投薬、漫然投薬を見出し、副作用の発現を未然に防ぐ。まさに対人業務によって得られるリアルデータである。プレアボイド情報に限らず、副作用等の現場で得た貴重な臨床情報を評価し、薬剤師が皆で共有することが国民の医療安全につながるはずだ。

患者の〝負担〟軽減が大前提

「グランドデザイン」には薬局サービスの一環として、社会保障制度の健全な運営への貢献に向け「リフィル処方せん（再調剤）の活用」「ジェネリック医薬品活用のための制度改正」などが示されている。ジェネリック医薬品の活用については、他章でも述べているように、数量目標は一定程度に達し、あとは金額目標へと焦点が移っていくだろうという状況に至っている。

20年以上も前に、日薬が提案した「リフィル処方箋の活用」だが、最近耳にしたという人もいるだろう。「グランドデザイン」の記述を引用すると、「医師、薬剤師、患者の情報連携が前提であるが、老人や慢性疾患患者には便利な方法であり、患者の時間的・経済的負担も軽減される。地域住民のかかりつけ薬局化が促進されることになり、医薬品使用の適正化が達成され易くなる」と述べている。あくまでも目的は「患者、地域住民、国民への貢献」であることをはき違えないでいただきたい。

また現在の「分割調剤」が〝リフィル処方箋〟と同様との見方もあるが、そもそも分割調剤は医師の指示を前提に、長期処方・投薬上の一時的な、いわゆる物理的な問題点を解決するものであり、リフィルと同様とは言えない。

リフィル処方箋による調剤は、「医師、薬剤師、患者の情報連携」が前提であり、相互に専門性を認めた上での地域チーム医療という考え方が根底にある。その上で、薬剤師が患者の服薬モニタリングを実施し、医師への情報提供を適切に行っていることが前提になる。医師と薬局・薬剤師との関係性が、その実施を左右するといえよう。

医師であり保険薬局チェーンの社長でもある狭間研至氏によれば「多くの医師は薬剤師が患者さんの状態を評価する人とは思っていない。（中略）基本的には処方通りに薬を出す人と考えている。（中略）医師が診て判断しないといけない、ということになる」（狭間研至著「薬剤師3・0」より）と、薬剤師に任せることが危険だとみているようだ。

勿論、医師側が反対する理由には、質的側面だけでなく、経済的側面があるようだ。同書のなかで狭間氏は「裏の理由としては『お客（患者）さんがリフィル処方箋をもって薬局に行ったら、うち（医院）のお客さんが少なくなるじゃないか』『3ヵ月では6回来ていたのに、（中略）月に1回ずつ、薬局にリフィル処方箋を持って行かれたら、うちの収入が激減するのではないか？』となる。スイッチＯＴＣ医薬品にしても同様の理由で容認できない。そういった事情への配慮が行政にもなければ実施も困難である」と指摘している。さらにリフィル処方箋を可能にするには、薬剤師がきちんと患者の服薬アセスメントをする。医科、調剤報酬や介護報酬を含めた一体的な改革が必要だ、とも述べている。至極もっともなことだが、専門職としての薬局・薬剤師への〝不信感〟が根底にあるようだ。

厚生労働省では近年、「対物業務から対人業務へ」と、薬剤師業務の方向性を明示している。しかし、薬局の現場からは忙しすぎて、患者からゆっくり話を聞く時間も無い、といった声は聞く。物理的に調剤業務の合理化が必要であろう。厚労省の０４０２通知「調剤業務のあり方について」では、薬剤師以外の者に実施させることが可能な業務の基本的な考え方が示されたが、これは薬局業務の合理化、効率化を側面から支援するものといえよう。

この調剤業務の合理化は古くて新しい問題であり、既に、「グランドデザイン」でも、「我が国における現行の調剤業務は、既包装製剤の開封と薬袋への『再包装』という作業を生み出している」と指摘しているが、今もこの状況は続いている。「対物業務から対人業務へ」と掲げる以上、薬剤師業務の大半の時間を薬剤調合業務に取られている現状は不合理だと言える。

調剤とは広い概念だが、目に見える作業だけであれば、一度製品の包装を開け、薬袋に詰め直す「再包装」作業である。近年の高齢患者の増加は多種類薬剤の調剤や一包化といった作業も求められており、薬剤師による対人業務の時間を圧縮しているように思う。０４０２通知を踏まえ、薬剤師以外の者との適切で安全な協働環境の構築と共に、「既包装製剤での交付」についても検討すべき時期が来ているようにも思う。

数ある医療職の中で、薬剤師だけが「物」と「人」との両方に責任を持つ希な存在である。「対物業務から対人業務へ」とは言うが、０４０２通知にしても、大前提として薬剤師が「物」（薬）に対して責任を持つことに変わりが無い。当然そうでなければならない。あの保険薬局を舞台にした「偽薬の流通」など二度とあってはならない。

薬局経営者も管理薬剤師もその「物」に対する責任の大きさを踏まえ、「薬剤師以外の者」に対する業務手順書等に従い、薬剤師による指示・指導、あるいは機械化、自動化を通じた業務効率化を図り、患者に寄り添う対人業務の実践に期待したい。前述のように服薬中の患者のリアルデータに最も近い位置にいるのが薬剤師である。ただし、薬の専門職である薬剤師が対人業務を行うことで、それらの貴重な臨床情報は見いだせる。誰かにこういう対人業務をしなさいと言われないよう、自立・自律・自主的な対人業務の推進が望まれる。

参考資料等

日本薬剤師会「薬局のグランドデザイン―将来ビジョンと21世紀初頭に向けての活動方針―」（最終答申、１９９７年1月）

「薬局ヒヤリ・ハット事例収集・分析事業　２０１７年年報」（２０１８年10月2日）

厚生労働省ＨＰ「後発医薬品の使用促進について」参考資料1後発医薬品の市場シェア【新目標】https://www.mhlw.go.jp/content/000446850.pdf

厚生労働省医薬・生活衛生局総務課長通知「調剤業務のあり方について」（19年4月2日付、薬生総発０４０２第1号）

「薬剤師３・０～地域包括ケアを支える次世代型薬剤師～」狭間研至著（薬事日報社、２０１７年7月）

FOCUS

責　務

各種ビジョンと薬局・薬剤師

薬局に「公益性」はあるのか

髙塩　健一

「本当に薬剤費を下げようと考えたら、それに本気で取り組む職業人を養成し、その力を借りるというのが、これまでの分業国のやり方であったし、その国の薬剤師は、その期待に実に見事に応えてきたのである。（中略）わが国の薬剤師が調剤だけを視野に据えていたら、それは本当の薬剤師とは言えない。同名異質の職業人で「調剤士」という薬剤師の補助員の役割である。（中略）薬剤師自ら薬代を安くしようと言い出すことに対して、賛成されないかも知れない。しかし、分業国の薬剤師は昔から国民に対して、こうした提案をしていたようだ。そんな職業人体質が国民から愛されるのかも知れないし、重用されている理由でもあろう。今のままでは、最初に指摘した通り、薬局と薬剤師は江戸時代の寺子屋と同じ末路を辿るのではないかと、本気で心配している」

江戸時代の庶民教育を担った寺子屋や塾が、近代的な教育制度に結びつかずに、その大半が消滅してしまった結末を例に、いまのままでは、薬局・薬剤師が、同じようにわが国から消えてしまうのではないかとの指摘、危惧だ。

「薬事日報」の連載「国民的視点からの医薬分業論」から拝借してきた一文で、「分業国」という言葉に違和感を感じるかもしれないが、薬剤師と「調剤士」との関係性にも言及するなど、専門職としての薬剤師の存在意義、将来的な危機感が伝わってくる。

ただし、掲載されたのは1989（平成元）年春、今から約30年前。著者はご存じの方が多いと思うが、1964（昭和39）年、東京大学前にわが国初の調剤薬局「水野調剤薬局（後年「水野薬局」に名称戻す）を開設した水野睦郎氏だ。89年3〜4月にかけて全9篇の連載。何篇かの記事中に記載された処方箋枚数や医療費、高齢化率など、その当時の数値に〝マスク〟すれば、薬局・薬剤師を巡る現状認識、そして今後の課題に対する指摘などいまでも驚くほど違和感なく読めてしまう。逆に言えば〝当時の指摘や危惧〟に違和感が無いこと自体に違和感というか、いわゆる〝もやもや〟を感じないか？

ちなみに「国民的視点からの医薬分業論」で取り上げた各号のタイトルは、①低額な分業国の総薬剤費、②1兆5000億円の節約、③国民に理解される分業論の展開、④薬の収益性と医薬分業の達成率、⑤地域薬剤拠点の建設、⑥全国薬剤サービス網、⑦薬局の標準規模、⑧地域標準薬局の水準維持、⑨高齢社会への対応と薬剤師の役割――である。水野氏は連載を通じて、ヨーロッパの国々では日本に比べて薬の総消費額が低い水準にあることを紹介。その背景には長年にわたる薬剤師による「薬」の流通、取り扱い、管理などあらゆる面での努力があったことを指摘している。そして「本当の医薬分業制度は、この経済面、財政面でも、国民の理解を求めることから始める必要がある」とも述べている。薬局・薬剤師が薬剤費の削減などで医療保険財政（国民）へ貢献し続けることで、医薬分業制度が国民から理解され、支持されると訴えているように感じる。こんな「〝医薬分業〟の理由」、聞いたことありますか？

この水野氏の連載を含め、いくつかの〝言霊〟については、是非とも、一読いただける機会を作りたいと思っている。

20年前の〝ビジョン〟は塩漬け

日本薬剤師会（日薬）は1997（平成9）年1月に「薬局のグランドデザイン―将来ビジョンと21世紀初頭に向けての活動方針―」（最終答申）を公表している。この薬局・薬剤師の現状認識と将来像についての提言は、先の水野氏の論旨、理論と強く通じるものがある。

この「薬局のグランドデザイン」（以下「グランドデザイン」）は、第1章「『薬局のグランドデザイン』―策定の背景と目的―」、第2章「薬局の基本理念」、第3章「薬局サービスのあり方と薬剤師の役割」、第4章「薬剤師の資質向上」、第5章「21世紀初頭の標準的薬局像―目標とする規模、数、分布―」、第6章「薬局機能及び薬剤師職能を支える組織活動のあり方」、第7章「おわりに―グランドデザインの実行に向けて」からなる。20年以上も前に書かれた現状認識と課題、将来展望だが、連載「国民的視点からの医薬分業論」と同様、2019年の今、出されたものだと言われても、ほとんど違和感を感じない。裏返せば当時、課題とされ、提言されたことが未だ達成されずにいるということだろう。この最終答申は日薬の医薬分業対策本部（現、医薬分業対策委員会）により編纂された。是非とも、その当時の志、その思いに改めて触れていただきたい。

改めてグランドデザインを読むと、まずはじめに「序章」として、「本グランドデザインは、国民や患者の視点から薬局・薬剤師のあり方を論じており、薬局が本来保有している『公益性』を基本概念として組み立てている。薬局薬剤師が21世紀に医療・保健・福祉の分野で明確な役割を果たし、プロフェッショナルとしての評価を確立するためには、近視眼的な内向きの議論では最早通用しないことは明白だからである。医薬分業の進展に伴って、医薬品の適正使用に対する薬局・薬剤師への期待は大きく、かつ早急な対応が求められている。そのための薬局の将来ビジョンを薬剤師会が主体的に策定し、国民に明示するものである」と、極めて強い決意、意気込みが表明されている。

グランドデザインが公表された1997（平成9）年の院外処方箋発行枚数は3億3782万枚で、発行率は26％と3割に満たなかった（図表）。しかし、その後はご存じのよ

図表　院外処方箋応需率と枚数等の推移

年度	率（%）	処方せん枚数	薬局数
1997	26.0	337,821,439	42,412
1998	30.5	400,061,313	44,085
1999	34.8	455,369,390	45,171
2000	39.5	506,203,134	46,763
2001	44.5	559,595,944	48,252
2002	48.8	584,615,153	49,332
2003	51.6	598,121,520	49,956
2004	53.8	618,889,397	50,600
2005	54.1	645,075,261	51,233
2006	55.8	660,833,278	51,952
2007	57.2	683,749,727	52,539
2008	59.1	694,358,884	53,304
2009	60.7	702,220,342	53,642
2010	63.2	729,393,917	53,067
2011	65.1	746,887,201	54,780
2012	66.1	758,875,552	55,797
2013	67.0	763,033,967	57,071
2014	68.7	775,584,886	57,784
2015	70.0	788,183,750	58,326
2016	71.7	799,291,669	58,678
2017	72.8	803,855,677	59,138

（日薬「保険調剤の動向」ほかより作成）

うに多様な政策・経済誘導により医薬分業は急速に進み出した。そんな時代である。

少し遡る94年から、日薬史上初の開局薬剤師として、吉矢佑氏が第21代会長に就任し、会内に「薬剤師教育改善推進対策本部」が設置された。96年には、療担規則に「保険医が患者を特定の保険薬局へ誘導することを禁止する」と規定されるなど、処方箋獲得に奔走した薬局と処方元との〝癒着〟にメスが入れられた。

グランドデザインは第1章1節「社会情勢の変化と薬剤師への要求」のタイトルのもと、次の5つの項目を挙げている。①医薬品の安全性確保への貢献、②薬剤師の医療の担い手としての資質（の向上）、③医薬分業を通じての医薬品適正使用への貢献、④医療保険財政の逼迫に対する薬剤費節減への貢献、⑤医療・保健・福祉の連携の中での新たな役割の構築。

そして薬局の最も重要な基本理念として、①効率的な医薬品提供に責任を持つことと、②医薬品の適正使用を主導的に推進すること、を挙げている。専門職である薬剤師（薬局）の責務・役割が、社会インフラとしての地域住民に対する医薬品提供であり、適正使用を主導することであり、これを確立することによって薬局のアイデンティティーが確立される。つまり、それまで薬局のアイデンティティーが不明確、不安定であり、この2つの理念を全うするための責務・役割を果たすことで、アイデンティティーを確立できると指摘しているのだ。前述の水野氏の思いにも深く通じるものがある。

数値追い置き去りにされた〝真の相手〟

しかし、その〝理想〟は理想として、薬局・薬剤師の視線は、その存在意義、価値を認めてもらうべき真の相手「地域住民（社会）」にではなく、処方箋獲得競争のなか、目の前の医療機関や処方医という処方箋発行元に向けられていたといえる。当初、日薬が推奨したマンツーマン分業によって、処方箋枚数と〝分業率〟という「数字」は着実に伸張した。しかし、肝心の地域住民、地域コミュニティーに対する責務には考えが及ばず、経済分業に走った。実際、マンツーマン分業の多くの薬局では営業時間も備蓄医薬品も、処方元に合わせ、〝効率的運営〟がされ、「社会インフラ」とは、ひどくかけ離れていたといえる。

開局時間や備蓄品目数が調剤報酬改定の焦点に挙がれば、不満や批判の声が上がった。その言動には「・・薬局が本来保有している『公益性』を基本概念として・・」など、微塵も感じられない。調剤薬局という名の「お薬引換所」と化していたように映った。少なくとも地域住民が病院などに「公益性」を感じるようには、みられていなかったであろうし、未だ、その国民感覚には変わりはないのではなかろうか。勿論、「うちの薬局は違う!!」とおっしゃる方の顔は何人も目に浮かびます。

この自主的、自律的な答申（グランドデザイン）が発出されて以後、日薬でその進捗状況について検証されたことはなかったと記憶している。また、その後、あるべき姿をデザインしてもこなかった。そのような中、15（平成27）年に厚生労働省より「患者のための薬局ビジョン」が公表された。タイトルの〝患者のための〟にやや反発がみられたようだが、団塊世代が後期高齢者に突入する２０２５年までに地域包括ケアシステムを構築し、その中で薬局が機能することを願って、「患者のための薬局ビジョン推進事業」が進められるなど、行政主導で薬局・薬剤師改革が進められているように映るが気のせいだろうか。

と、ここまで書き進めた後だが、すっかり忘れていた。実は２０１４（平成26）年６月に日薬から、「薬局のグランドデザイン２０１４（中間まとめ）～健康長寿社会の実現に向かって～」が発表されていた。丁度、役員改選期の年度に当たり、児玉孝執行部から現山本信夫執行部へと切り替わる直前に滑り込ませた格好だ（同年6月末の日薬定時総会で骨子を公表)。

過去記事の検索をすると確かに、「薬事日報」でも一、二度、簡単に報道していたが、詳しい内容についてその後報道はない。重ねて、実は、その前にも、紆余曲折の末、「薬剤師の将来ビジョン」(13年4月1日付)というものが公表されている。薬局、病院、製薬・卸、学校薬剤師のそれぞれの現状と〝ビジョン〟を寄せ集めた内容だ。しかし、その後の「患者のための薬局ビジョン」のインパクトがよほど強かったのか、殆ど話題に上ったことはない。

蛇足だが、「グランドデザイン」第2弾では、目標設定がされている。同報告書が掲げる〝あるべき薬局像〟の中期的な目標達成期間を2019年までの4年間、長期的には2025年と設定。また、「当面到達すべき薬局数として1万5000施設」を掲げている。公表後、薬事日報(第11448号、14年7月9日)にこんな「読者の声」が寄せられた。「1974年の分業元年から早や40年が経過した現在、(中略)、果たして国民のための薬局になり得ているのかは疑問である。(中略)97年に『薬局のグランドデザイン』を提言したが、(中略)日本の薬局のあるべき姿が示唆されている様に思う。」「・・予想を超えた分業率の増加は、『理念なき保険薬局』の蔓延をもたらしたように思う。（中略）『薬局のグランドデザイン』（中間まとめ）をとりまとめたようだが、どのように、いつまでに、『未来に向けた日本の薬局の姿』を実践するためのリーダーシップを発揮するつもりであろうか」

また、92年の「薬局業務運営ガイドライン」に対して次のような意見が寄せられた。「国から『薬局の求められる機能とあるべき姿』を通知されたことは、今までの薬局へのイエローカードと捉えるべきであり、薬剤師は薬局運営に危機感を抱かなければならないと痛感する」「行政に先を越されるのではなく、今こそ日薬が、特に会長をはじめとする役員が自ら先頭に立ち、問題解決に臨まなければならないのではないだろうか」「利益追求を優先するなら、調剤のみの薬局がベストである。しかし、少子超高齢社会に対応し、国民のために存続するのであるならば、『国民のため』を実行できる薬局・薬剤師を目指したいものである」「ここ30年の間に薬歴も定着し、お薬手帳も患者個々が持参するものとして普及した。努力した結果は、カタチになり残るものと信じる」

改めて、誰のための薬剤師・薬局なのか、そして自立と自律の精神の基に、自ら国民のため、その専門性を生かして役立てるか考え続け、実践していくことがプロフェッショナルであるとの指摘であろう。耳が痛いと思う方は、将来も生き残れるかも知れない。

それで良いのか行政主導の〝薬局改革〟

2013（平成25）年の薬機法改正法の附則で、改正法施行後5年を目途とした見直しが規定されていることなどを受け、厚労省では、患者のための薬局ビジョンの内容を法律に落とし込むべく、薬機法改正作業に着手した。同改正案は第198回通常国会（2019年）に提出されたが、結果的には審議入りできず、継続審議となった。

この改正には幾つか柱があるが、その一つが、「住み慣れた地域で患者が安心して医薬品を使うことができるようにするための薬剤師・薬局のあり方の見直し」である。文字通り、薬局・薬剤師のあり方を見直すということだ。このなかで(1)「薬剤師が、調剤時に限らず、必要に応じて患者の薬剤の使用状況の把握や服薬指導を行う義務」「薬局薬剤師が、患者の薬剤の使用に関する情報を他医療提供施設の医師等に提供する努力義務」を法制化する。⑵患者自身が自分に適した薬局を選択できるよう、機能別の薬局（地域連携薬局、専門医療機関連携薬局）の知事認定制度（名称独占）を導入、さらに⑶服薬指導について、対面義務の例外として一定ルールの下で、テレビ電話等による服薬指導を規定——が盛り込まれた。

この基となった前述の「患者ための薬局ビジョン」は、副題として「〜『門前』から『かかりつけ』、そして『地域』へ〜」が掲げられている。ここには厚労省の「医薬分業に対する基本的な考え方」が示されている。今後の薬局・薬剤師のあり方としては、薬局の薬剤師が専門性を発揮して、ICTも活用し、患者の服薬情報の一元的・継続的な把握と薬学的管理・指導を実施する、これにより、多剤・重複投薬の防止や残薬解消なども可能となり、患者の薬物療法の安全性・有効性が向上するほか、医療費の適正化にもつながる——などと示されている。

そして薬局再編の全体像として、25年を目途に全ての薬局を「かかりつけ薬局」としての機能を持たせる、と宣言。その基本となる「かかりつけ薬局機能」のほかに、「かかりつけ薬局＋健康サポート機能」、「高度薬学管理機能」という合計3つの〝機能〟を提示している。かかりつけ薬局については、既に16年調剤報酬改定において「かかりつけ薬剤師指導料」等による報酬上の手当がされ、健康サポート薬局の運用も16年4月から始まっている。

さらに、現在継続審議となっている薬機法改正案では、「かかりつけ薬局」が、入退院時や在宅医療時に他医療提供施設と連携して対応できる薬局（地域連携薬局）と、高度薬学管理機能をもち癌などの専門的な薬学管理に他医療提供施設と連携して対応できる薬局（専門医療機関連携薬局）とに分類されている。法案が通ればこれが法制化される。

ただ、健康サポート薬局については、届出数は伸び悩んでいるためか、今回は法的な規定からは外れたようだ。届出数が伸びていないにもかかわらず、ご存じのように、人的〝資格要件〟としての研修だけは非常に多くの薬剤師が受講、修了している。受講修了者は、いったい何を期待しているのだろう。今後とも、調剤報酬点数とは関わりがないと思われる枠組みであり、このままでは届出数の伸張は期待できないと私はみるが、皆様はどうお考えだろうか。

いずれにしても、厚労省が切り分けた「薬局機能」が、ビジョンで示されただけでなく、地域連携薬局及び専門医療機関連携薬局という2つの形で法制化される。健康サポート薬局についても、近い将来、何等かの法的な位置づけが示されるであろう。

国民に提供する医療サービスを国が決める。それ自体は特に違和感はない。だが、他の医療職種に比べ、あまりにも行政主導でその方向性が規定されている現状は如何なものだろう。グランドデザインの答申前、「適切な処方箋応需」が焦点だったとはいえ1990(平成2)年に「基準薬局」制度を日薬が設けた。しかし同制度は〝発展的解消〟となり、各都道府県薬に任された。かつて、「基準薬局」制度の改善に尽力し、より高みを目指した当時の担当者を知っているだけに、その〝発展的解消〟は、薬剤師自らが律する「基準」を無くし、国民に胸を張って、その質の担保を証明することを辞めたように映った。やるせなさを感じたことを思い出す。

いま、伸び悩む健康サポート薬局だが、保険薬局のように医療(保険調剤)も物販等も含めた多様な有料サービスを展開できる医療提供施設は他にはない。幅広い領域で多様な「薬局サービス」を提供することで、国民に貢献ができる立場にある。先人の言霊、「医薬分業」創始期の「ビジョン」を読み返し、認識を新たにすべきであろう。それぞれの薬局・

薬剤師が、その地域の医療・保健・介護ニーズに合わせ、より的確なサービスを提供することが、まさに対人業務であり、主人公である地域住民が望む、〝健康サポート〟の姿ではないか。また、〝誰か〟が決めてしまう前に、是非ともあるべき姿を描き出し、互いに顔の見える場所（薬局）から広げてもらいたい。

参考資料等
「薬事日報：国民的視点からの医薬分業論」（1989年3月〜4月、全9回連載、水野睦郎氏寄稿）
日本薬剤師会「薬局のグランドデザイン—将来ビジョンと21世紀初頭に向けての活動方針—」（最終答申、1997年1月）
日本薬剤師会「薬局のグランドデザイン2014（中間まとめ）〜健康長寿社会の実現に向かって〜」（2014年6月）
厚労省「患者のための薬局ビジョン〜「門前」から「かかりつけ」、そして「地域」へ〜」（2015年10月23日）
厚労省ＨＰ　https://www.mhlw.go.jp/topics/bukyoku/soumu/houritu/198.html

生活者目線をよそに普及する「かかりつけ」

健サポ推進とアイデンティティー確立

小幡　豊和

保険薬局は「数年は保険で食いつないでいける」と思う。その背景については134～149頁で述べている。その中で進むべき方向性についても、国からある程度示されているとも記述した。しかし、そこで示され、そして薬局・薬剤師が確信をもって舵を切ろうとしている「かかりつけ」という方向には危ういものがあるような気がする。厳しい言い方をすれば、「かかりつけ」は薬局・薬剤師の独りよがりになっている可能性がある。なぜなら、患者の選択権に関係なく、保険点数によってかかりつけというものが動いているからだ。

象徴的な例を紹介したい。2019年4月24日開催の高齢者医薬品適正使用検討会の席上、日本医師会の城守国斗・構成員から次のような発言が飛び出した。「かかりつけ薬剤師は実際には機能していない」。さらに座長代理である東京大学大学院医学系研究科加齢医学講座教授の秋下雅弘・構成員までもが「かかりつけ医は一般論として存在するが、かかりつけ薬剤師は（保険）制度上の話」と述べたのだ。

この発言が中央社会医療保険協議会（中医協）や社会保障審議会であれば、ポジショントークとして受け止めることはできる。しかし、高齢者のポリファーマシー対策を中心に据え、医療関係者が用いるガイドラインの見直しを行う検討会の終盤に述べられたのである。この状況から推察できるのは、保険点数でカウントするかかりつけ薬剤師に対する、元祖かかりつけの医師からの強い抵抗感である。

薬局・薬剤師の「かかりつけ」という考え方を明確に打ち出したのは厚生労働省が15（平成27）年に公表した『患者のための薬局ビジョン』である。このサブタイトルは「～「門前」から「かかりつけ」、そして「地域」へ～」。「かかりつけ」は、処方箋調剤に依存する現状からの転換を促す旗印として、国から提示されたものである。同ビジョンを踏まえ、16年度調剤報酬改定で「かかりつけ薬剤師指導料」が新設された。

しかし、かかりつけ薬局・薬剤師の考え方自体は以前からあった。その代表的なものが1997（平成9）年に出された『薬局のグランドデザイン』（日本薬剤師会・医薬分業対策本部作成）である。かかりつけに関しては、第2節に登場し、その文言は実に印象的だ。一部引用すると、「かかりつけ薬局の選択権・決定権は患者・地域住民が持っているものであり、医療機関や薬局が決められるものではないことは当然のことである」。

日本薬剤師会（日薬）の元会長である佐谷圭一氏は、著書『若き薬剤師への道標』（薬事日報社、2009年）において、かかりつけを意味するところについて次のように述べている。

「かかりつけなる言葉は、薬局にしろ、ドラッグストアにしろ、薬を扱う人たちの責任の自覚を求める言葉である」

厚労省は『患者のための薬局ビジョン』に則り、当面の目標としてかかりつけ薬局・薬剤師の方向性を強く打ち出しているものの、やはり患者自らが選ぶ「かかりつけ」と、たまたま同意に応じるかたちでサインして料金が発生する「かかりつけ」では、大きな違いがあるのではないだろうか。要するに、薬局・薬剤師と患者・生活者が、「かかりつけ」という言葉を同じ意味で理解しているとは思えないのである。

国民・患者に目を向けて

２０１８年改定で設定されている「かかりつけ薬剤師指導料」の点数は、１回につき73点（７３０円）。施設基準と算定要件をクリアした場合に限り、当該患者が次回来局した際に算定できる。中医協で示された２０１８年11月現在の算定状況は、累計で１４０万回、算定薬局数2万５０００件弱となっている。年齢別にかかりつけ薬剤師指導料の算定回数を見ると、算定回数の割合が多いのが80歳以上と0～9歳、60～80歳で、少ないのが10～60歳である（図表）。薬剤師による継続的な管理が必要な年齢層が推察できる。10～60歳は身体的・精神的にもあまり病気や怪我をしない世代であり、自身で薬剤を正しく管理できるということだろう。要するに薬物治療において薬剤師の積極的な関与があまり必要な

図表　年齢別のかかりつけ薬剤師指導料等の算定回数

○　10歳未満、60歳以上でかかりつけ薬剤師指導料等*の算定回数の割合が多い。

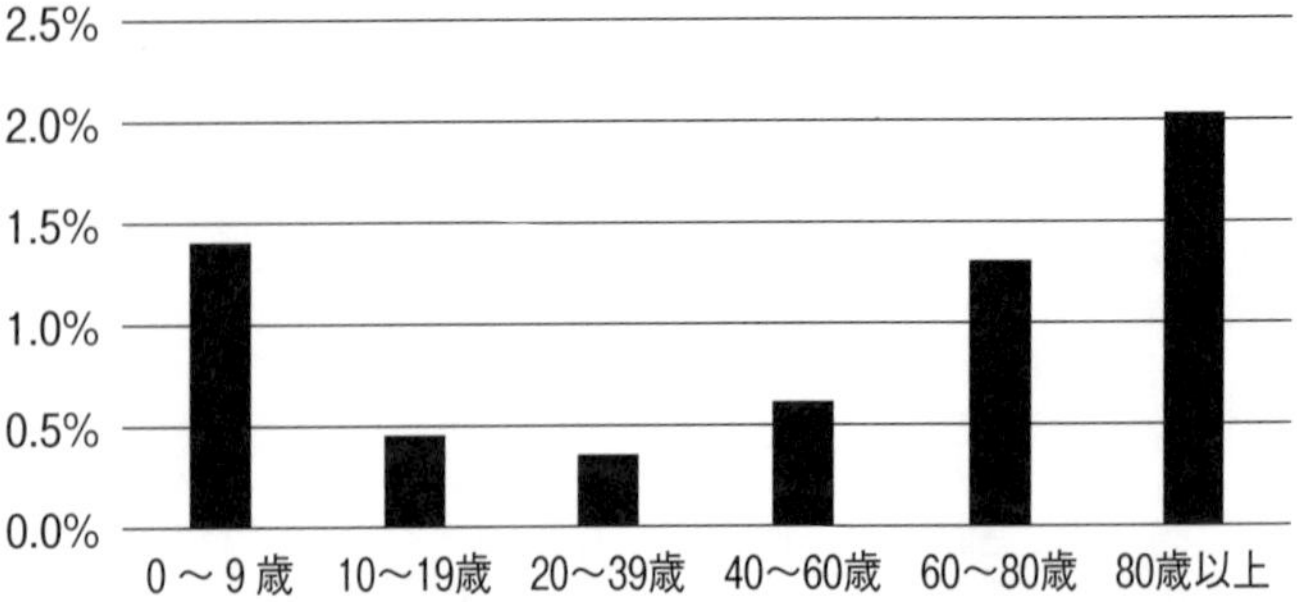

出典：平成29年社会医療診療行為別統計　6月審査分

*かかりつけ薬剤指導料及びかかりつけ薬剤師包括指導料の合計

（中央社会保険医療協議会　総会（第414回）資料より）

い世代である。

何故「かかりつけ薬剤師指導料」に関して、このようなまわりくどい記載をしたのかと言われれば、「かかりつけ」への転換を求める『患者のための薬局ビジョン』をはじめ、薬機法改正議論、その他の厚労省審議会等において、以下のような記述・発言に遭遇することが少なくなかったからだ。

「薬局の薬剤師に疾病のことを細かく聞かれたくないし、病院で話したことをまた聞かれることは不愉快で、なぜそんなことをする必要があるのか理解できない」

もちろん、こうした発言に対して薬剤師委員等は医薬分業の趣旨や薬剤師の仕事について丁寧に説明している。しかし、そもそも薬局・薬剤師への潜在的な不信感があっての発言であろう。ただし厚労省が実施した調査では、薬局・薬剤師像を「身近な相談者」と捉えている人が多いという結果も出ている。要するにケースバイケースであり、個々の生活者に聞いてみるまでは、薬局・薬剤師をどう捉えているのか見当がつかないという訳だ。

かかりつけ薬剤師指導料については、20年以降の調剤報酬改定でも推進する方向は堅持されるだろうが、当然、算定要件のハードルは毎回上がっていくことになるだろう。残念ながら、要件が厳しくなると薬局業界の一部には不正を働く癖がある。過去の不祥事などの多くは、算定要件の厳格化に対応できなかった組織・店舗の悪巧みだ。今後、かかりつけ薬剤師指導料の厳格化が実施される中で注意したいのは、患者への説明に際して、曖昧なニュアンスで合意を取り、患者が理解不十分なまま、あやふやにして算定してしまうという状況である。筆者がこれまで3桁にのぼる薬局取材を通じて感じたのは、薬剤師の方は思いのほか安易に「国の方針です」という言葉を使うということだ。

そもそも日本型医薬分業は、点数誘導という国の敷いたレールに沿って、乗客とも言うべき患者・生活者の目線を意識しないまま走り続けてきたといえる。近年吹きすさぶ分業バッシングの嵐は、乗客の目的地を聞かないままに突っ走ってきたことに対する乗客からのクレームではないだろうか。

本書以外にも散々指摘されてきたことであり、薬剤師の方は重々承知だと思うが、こんなことをあえて書いたのは、国の方針であっても、やはり国民・患者に目を向けなければならないのではないかと思ったからだ。例えば、「妊婦加算」の混乱は対岸の火事ではないだろう。ある妊婦が産婦人科を受診した際、明細書に加算と表記されて料金が高くなっていたことに疑問を抱き、そのことをSNSで発信した。実際の受診状況などは誰もわからないのに、「日常生活さえも大変な妊婦からお金を取るとは何事か」というイメージだけが先行し、数時間で拡散・炎上するに至った。結果的には〝政治〟の材料として使われ、妊婦加算は停止となった。数年前にいわゆる「看取り加算」がスタートしたときは「批判の声」は寄せられたが、それで止まった。今回はSNSが起点となり、加算の停止となり、さらに別途検討会が立ち上げられて本質的な部分を議論するという異例の状況を迎えた。定められた診療・調剤報酬点数であっても、議論の過程から国民・患者の算定項目に対する受け止め方を意識する必要があるということを示唆した事例ではないだろうか。

新制度を育てていく意識を

この問題を「かかりつけ薬剤師指導料」に置き換えてみるとどうだろうか。例えば、ある患者が「かかりつけ薬剤師指導料」が新設される前と後に同じようなレベルの服薬指導を受けたとする。後の方では料金が高くなっているわけだが、それは「国の方針です」と説明される。それに対して患者がＳＮＳ上で疑問・不満を発信した場合、どのような事態になるだろうか。患者の薬局・薬剤師への期待度は千差万別であるから実際どうなるかはわからないが、点数を目的とした無闇な算定をしないという矜持は、今の薬局・薬剤師業界にあるだろうか。

前述した『薬局のグランドデザイン』や、佐谷・元日薬会長の考えに象徴されるように、薬局・薬剤師のかかりつけ化は悲願だ。かかりつけ薬剤師指導料が新設された16年度改定の前に、現職の厚労大臣自らが、「病院の前の景色を変える」と15年5月に語っている。かかりつけ薬剤師指導料は、薬局、分業に対する厳しい逆風の中で生み出された乾坤一擲の項目だと思う。だからこそ、薬局・薬剤師の手で正しく育てていく姿勢が必要ではないか。

皮肉なことに、かかりつけ薬剤師指導料を算定しなくても、患者・生活者から〝かかりつけ〟的に足を運ばれることは少なくないだろう。ただ、現状ではその事実を、対外的に証明する手法は少ない。薬局・薬剤師が、自ら実施するサービスを評価・分析する方法を構築し、情報・データを収集し、それを広く世間に発信する、そんな体制の確立が急務と言える。

歩みが遅い健康サポート薬局～普及遅れる背景は～

かかりつけ薬剤師指導料の算定薬局が2万5000軒を超えるのと相反して、全く企画倒れの危機に瀕しているのが「健康サポート薬局」制度である。2019年4月現在で届出薬局数は全国で約1400軒にとどまっている。19年4月時点における届出件数状況では大阪、東京で3桁に達したものの、それ以外の地域では2桁にとどまっている。言うなれば「レアな薬局」（厚労省医薬担当審議官の発言）であり、生活者が意識的に健康サポート薬局を見つけるのもかなり難しいと言わざるを得ない。

健康サポート薬局は、厚労省が示した『患者のための薬局ビジョン』で掲げられた薬局の「目指すべき姿」のひとつ。既に2年前に示された内容であり改めて説明するまでもないが、薬機法改正議論においても「このような薬局が増えれば素晴らしい」と生活者側の委員からお墨付きをもらった理想像だ。

何かと槍玉に挙げられる約6万軒の保険薬局にとって、起死回生、一発逆転の可能性がある新制度なのに、なぜこれほど取り組みに対し腰が重いのかといえば、薬局にメリット（点数）がないからだ。その一言に尽きる。制度導入直後から、調剤報酬点数との関連付けが噂されていたが、日薬では早々に会員向けのQ＆Aに「点数とは関係ない」と明記。日薬が組織的に支援する国会議員までもが「点数化はあり得ない」と表明して、「点数待ち」の姿勢を改めるよう呼びかけた。制度発足から2年が経過している中で、今さら点数が付けられるとは考えにくい。業界の中には研修を受けた薬剤師が配置できないことや、自治体によって届出内容の解釈にギャップがあるといったことも、届出数が伸び悩む背景であるとの指摘もあるが、その影響は限定的だろう。

ところで、保険点数の設定は極めて大きな起爆剤になると痛感したことがある。それは保険薬局の「薬局ヒヤリ・ハット事例収集・分析事業」への参加・登録に関する動向だ。この事業は、保険薬局等の現場でのヒヤリ、ハット事例を業界全体で共有するというものである。危険の度合いによっては添付文書の改訂なども行われる。事例の報告には事業を運営している日本医療機能評価機構への施設登録が必要となるが、この登録数が大きく変わった。数年前まで数千件程度の登録数だったのが、2018（平成30）年度の調剤報酬改定でスタートした地域支援体制加算の要件のひとつになったとたんに登録数が急増したのだ。一時期は登録まで数か月待ちという〝行列のできる○○〟状態に陥った。今では約3万7290薬局が登録されるに至り（2019年7月31日現在）、改めて点数誘導の威力を目の当たりにするとともに、業界の「従点主義」を見せつけられた感じだ。

制度をけん引するのはチェーン薬局という実態

健康サポート薬局のもうひとつの特長が、届出済みの約1400軒のうち半数を日本保険薬局協会（ＮＰｈＡ）の会員薬局が占めているということだ。ＮＰｈＡ会員薬局数は保険薬局全体の４分の１程度だが、健康サポート薬局に占める割合は約５割。つまり、実態としては健康サポート薬局制度浸透の先陣を切っているのは大手チェーン薬局である。

これまで大型門前薬局の組織として批判の矢面に立たされることが多かったＮＰｈＡだが、結果的に「理想的な薬局」の実現に邁進する旗手となっているように思う。今後、中小薬局における届出件数が伸び悩みを続けた場合、要件緩和の可能性もあるところだが、既に申請フォーマットなどを組織的に固めているＮＰｈＡの優勢は当面動かないだろう。またＮＰｈＡは２０１９年５月、数年後に会員薬局で健康サポート薬局届出数全体の55％を目指すという数値目標を掲げており、今後も大手チェーン薬局が、同制度を牽引していく流れとなりそうだ。

確かに、健康サポート薬局に乗り出すためには人的資源や資金が必要となり、中小薬局にとっては負担が大きい。一方で大手チェーン薬局などは人的・資金的にも比較的やり繰りが効くため、健康サポート薬局に取り組みやすいことも事実だろう。ただ、先の「薬局ヒヤリ・ハット事例収集・分析事業」への参加登録の動向に象徴されるように、健康サポート薬局に点数が充てられるまで保険薬局が動かないというのであれば、医療提供施設としての保険薬局のアイデンティティー（独自性・主体性）とは何なのかという根本的な問題点に行き着く気がしてならない。

くすぶるアイデンティティーの問題

『薬局のグランドデザイン』（1997年）には、令和の時代になってもなお示唆に富む内容が記されている。そのひとつが、「薬局のアイデンティティー確立の必要性」についての記述である（グランドデザイン第2章薬局の基本理念、第1節薬局の基本理念とアイデンティティー）。次のように書かれている――「我が国の薬局にはアイデンティティー（独自性、主体性）が明確ではない。それ故、薬局の社会的評価が不安定で、存続の経営基盤をも脆弱にしている。薬局のアイデンティティー確立のためには『効率的な医薬品提供に責任を持つこと』と『医薬品の適正使用を主導的に推進すること』の2つの理念を全うするための整備が必要条件となる。近年医薬分業が推進され、薬剤師の新たな役割が求められる社会情勢となり、薬局のアイデンティティー確立を可能にするインフラ整備が進みつつある。薬局薬剤師にとって千載一遇のチャンスが到来したと言っても過言ではない」。そしてこの『薬局のグランドデザイン』が「アイデンティティー確立のための設計書とも言えよう」と結んでいる。

既に20年以上も前に書かれた内容とは思えない先見性が文章から溢れていることに改めて驚くと同時に、20年もの間、同じような課題をクリアできていない業界に不安を覚える。見方を変えれば、国の方針として約40年にわたり手厚い保険点数によって誘導されてきた日本型医薬分業は、中間地点とも言えるタイミングで発表されていた『薬局のグランドデザイン』が描いた「国民や患者の視点から」見て望ましい「薬局・薬剤師のあり方」などを考える必要がないほどの利益と充足感を多くの薬局・薬剤師に与えてきた。だから、患者のための薬局ビジョン、健康サポート薬局、2019年薬機法改正案で示された薬局の姿などは、国から示された「アイデンティティー確立の要求」であると受け止めることができないのかもしれない。

薬局のアイデンティティーとはどういうことだろうか。「私に何をしてくれる店なのか、薬局の店頭を見ても何もわからないし、伝わってこない」。患者と医療者をつなぐ活動に従事している『患医ねっと』代表の鈴木信行氏は、このような指摘をする。

店頭は文字通り店の顔であり、患者のみならず地域住民との最初の接点だ。最近よく使われる「顔が見えない」という表現は、薬剤師だけでなく、薬局に対しても使われている。厳しい言い方をすれば、これまでの保険薬局業界は、対人でも対物でもなく、対点数への比重があまりにも大きかった。それが「顔が見えない」し、「二度手間」だし、「病気を知られたくない」といった、およそ医療職に対するものとは思えない患者・生活者の薬局・薬剤師に対する声となって表れているのではないだろうか。

FOCUS

参　入

地域の「普段使いの店」から「かかりつけ」へ
経産省とドラッグストアの将来構想

小幡　豊和

店頭は、その店の方針やコンセプトが具現化されていることは言わずもがな。処方箋応需に傾倒している保険薬局の店頭にはおしなべて「処方せん」という単語が飾られ、処方箋を持った患者さんに対してアピールをしている。薬局の歴史を振り返れば、「足のつるかた」や「こむらがえり」、さらには「ぢ」という文字が並んでいた姿を思い出す薬剤師の方もいるかもしれない。同様に「処方せん」が、いつから浸透したのか定かではないが、40年に及ぶ時間の中で、患者・生活者にとっては、この文字列こそが保険薬局の代名詞となったことは事実だ。

日本型医薬分業の進展とほぼ同時並行して着実に存在感を高めているドラッグストア。30年間で大きな成長を遂げた業界の歴史についてはスペースの都合上、割愛させてもらうが、少なくとも、多くの生活者にとってなくてはならない施設のひとつになっていると言っても過言ではない。取扱い製品の品目と品数、価格、営業時間、店舗数など、支持を集めた背景には多種多様な要素がある。生活者の利便性重視と薬剤師の効率的活用など経営効率に重点を置いた店舗設計は、それまで対面販売が主流だった一般用医薬品販売においてもセルフ式販売を完全に定着させた。国内における一般用医薬品の売上げでは、ドラッグストアがその大半を占める。ヘルスケア商品に関しては、ドラッグストアを中心に流通体制が成り立っていると言っていいほど、数字上でも圧倒的な存在感を放つ。

JAPANドラッグストアショーで発表された業界動向によると、全国の総ドラッグストア数は約2万3００店、その総売上高は約7兆2７００億円である（図表1）。1店舗当たりの売上高は3億6０００万円に達しており、近年はインバウンド需要なども追い風となりさらなる発展を続けている。全国で保険薬局が約6万軒開設していることを勘案す

図表1　ドラッグストアの店舗数・売上高の推移

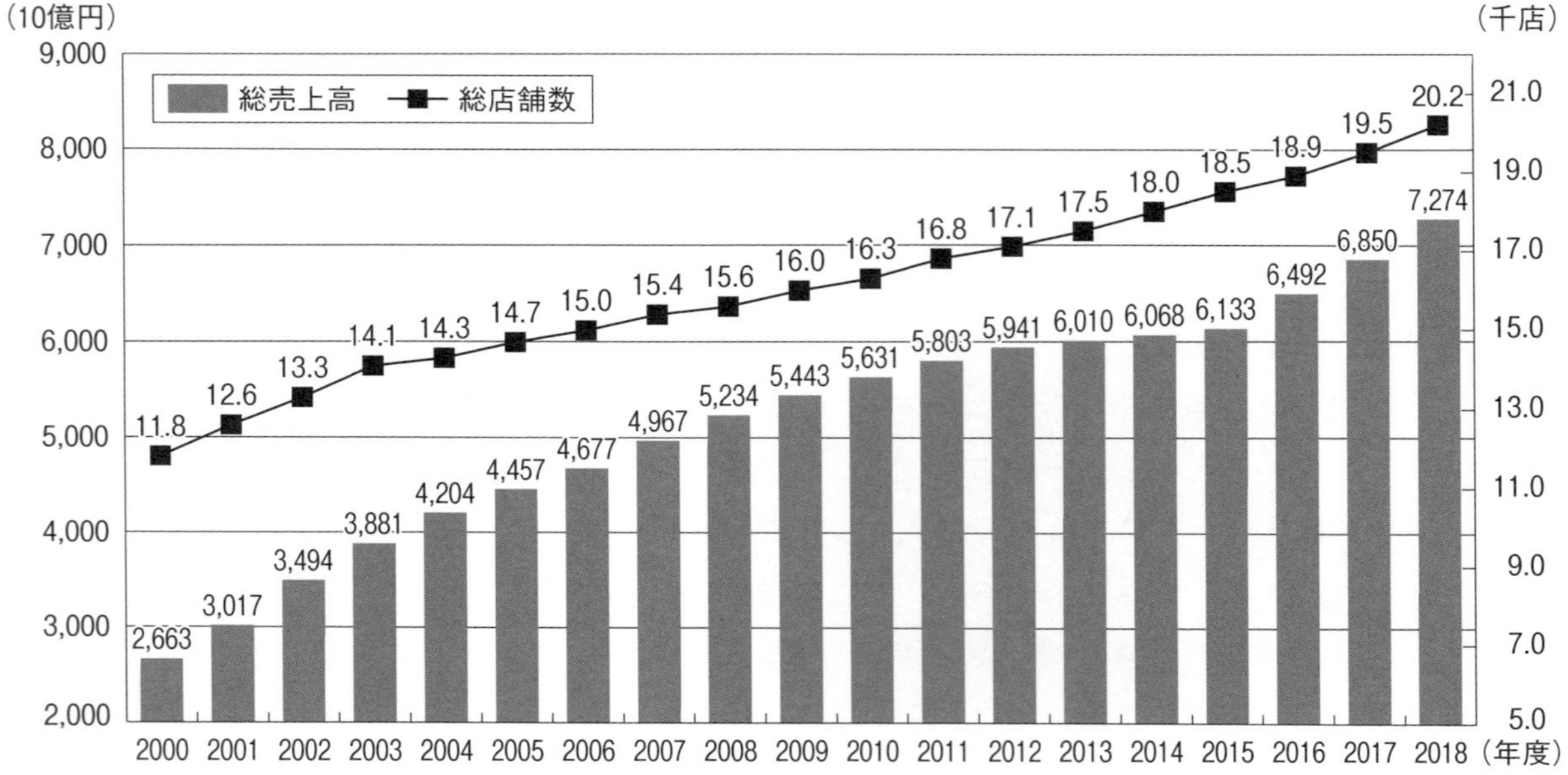

日本チェーンドラッグストア協会「ドラッグストア業界研究レポート2019前期」より

ると、一般生活者目線では約8万軒余の〝くすり屋さん〟が存在していることになる。

ドラッグストアのカテゴリー別売上構成割合は、「調剤・ヘルスケア」31%、「フーズ・その他」26%、「ホームケア」21%、「ビューティケア」20%となっており、実にバランスの取れた4本柱で構成されている（2018年度）。薬剤師会からは「酒やたばこも販売しており、医療提供施設としてはそぐわない」との意見は根強いものの、酒やたばこを販売しているのは、そうした製品が生活者からリクエストされていることの裏返しだろう。法律で許される製品であれば、売れるから売る、売れない物は取り扱わないという商売の原則である。

欲しいものが安くて、いつでも入手できる。コンビニエンスストアと同様に、平成時代に一気に進展した業界を支えてきたのは間違いなく女性だ。調査会社プラネットが2019年5月に発表した意識調査にその傾向がはっきりと示されている。ドラッグストアの利用頻度を男女別にみると一目瞭然だ。男性はドラッグストアの利用は「月1回程度」がトップで、次いで「月2~3回」となっている。その一方、女性は「月2~3回程度」が最も多く、次に「週1回程度」が続く。女性は男性の倍の頻度でドラッグストアに通っている。

店づくりに関しても、製品のカテゴリー別に陳列された製品棚とクロスマーチャンダイジングで、使用シーンを連想させる棚割りを採用するなど、ただ単に製品を売るのではなく、提案も兼ねた売り場作りを進めるなど、様々な手法で利用者にアプローチしている。要するに財布の紐を緩くする仕掛けが随所に散りばめられているのだ。こうした状況に加えてポイントカードでのポイント付与も生活者にとっては魅力のひとつとなっている。塵も積もれば山となるという言葉を地で行くもので、お得感という何物にも代えがたいプラスイメージは、業界が積み上げてきた強みのひとつと言えるだろう。

さて、「食いつなげるか〝保険〟薬局〜人口激減時代の5万9000軒」（134頁）で少し触れているが、近年のドラッグストアは処方箋調剤のニーズを着実に掴みつつある。調剤の待ち時間に買い物ができるという利便性に加え、SNSや口コミなどで医療機関に隣接する保険薬局に処方箋を持って行かなくてもよいという情報が広まったたこと、保険調剤に対するポイント付与が行われることなどがその理由として考えられる。処方箋調剤に対する患者・生活者の認識の変化とともに、処方箋の動線も確実に変化している。現在、調剤併設型のドラッグストアは約7000店ほど存在しており、成長を続けていることから、今後もこうした傾向は継続していくと考えられる。

目指す姿はファーストアクセス・ポイント

ドラッグストアが門前・マンツーマン薬局と決定的に違うのは、処方箋応需に依存していないというところだ。たびたび職能団体からは「ドラッグストアで相談できる雰囲気はない」といった指摘がされているものの、実際には「普段使いの店」として多くの利用者が足を運ぶ。平成時代に定着したドラッグストアは、生活者にとってなくてはならない施設へと昇華したことは、薬局業界としても認めざるを得ないところだろう。

今後のドラッグストア成長戦略の一環として、日本チェーンドラッグストア協会（JACDS）は2017（平成29）年に「街の健康ハブステーション構想」を策定した。そこには「かかりつけ」という直接的なフレーズは用いていないものの、ドラッグストアが「普段使いの店」から「かかりつけ」になるべく明確なステップアップを視野に入れていることとが推察できる。

健康ハブステーション構想とは、端的に言えば、ドラッグストアを進化させて、地域の健康ハブステーションにしようという構想である。健康ハブステーションは、「単に物品の提供を行う施設ではない。そこに行けば、医療用医薬品、ＯＴＣ医薬品、介護用品等を手に入れられるだけでなく、(1)専門家による健康に関する情報の提供、健康に関する悩みや相談への対応、(2)必要な場合の医療機関や介護サービス・介護福祉施設への紹介――など、問題が解決する、あるいは解決の道筋が見えてくるという地域の拠点」であるとされている。「健康・美容をはじめ、生活に関するあらゆる悩みのファーストアクセスの場としての役割」を確立することで、ドラッグストアを10兆円産業へと成長させることをそのミッションとしている。

業界にとって10兆円産業化は悲願だ。そもそも、１９９９（平成11）年のＪＡＣＤＳを立ち上げた当時から視野に入れていた目標であり、平成時代に手の届くところまで歩みを進めてきた。こうした中で打ち出した健康ハブステーション構想は、10兆円達成のための重要な一手である。ちなみに、健康サポート薬局議論のときドラッグストア業界は検討会から〝ハブ〟かれた、だから健康ハブステーションにしたのではないかという見方もある。しかし、健康ハブステーションが健康サポート薬局と決定的に違う点がある。それは、構想の起点が疾病・健康だけではなく、「普段使い」の場所としているところだ。「何はなくてもドラッグストアへ」という考えは、これまでの処方箋応需（医療）により拡大してきた保険薬局とは、視点が全く異なる印象を与える。

ドラッグストア業界における保険調剤の売上げは増加傾向にあるものの、それ以外での収益構造を確立していることは先ほど紹介した通り。既に社会保障費は危機的な状況に陥っているが、こうした状況に対する国民的関心は高まっていない。妊婦加算のように今後はSNS等で診療報酬改定の内容とその妥当性をチェックする層も一定程度で出てくると思うが、一般国民が診療報酬体系全体を理解するのは不可能に近いだろう。1961（昭和36）年に稼働し、半世紀以上にわたって機能してきた国民皆保険制度の見直しは喫緊の課題だと思うが、この捉え方においても保険薬局とドラッグストアの視点の違いが滲み出ている。

西幸門前交差点で隔てられた2つの省

日薬、日本保険薬局協会（ＮＰｈＡ）は言うなれば厚労省に関連付けられる団体であるが、ＪＡＣＤＳが関連付くのは経済産業省だ。千代田区内幸町2丁目の西幸門前交差点を隔てて位置するこの医療の省と営利産業の省の違いが、今後は薬局・薬剤師業界全体を揺るがす可能性がある。その背景にあるのが、経産省のポジショニングの変化である。薬事日報社発行の『ＴＨＥ中医協』（２０１８年12月）にはこんな一文が登場する。

「省の中の省として君臨し、医療を含む社会保障分野でもスーパーパワーを見せつけてきた財務省だったが、ここ数年に限れば忍従の時期にあると言える。その一方で存在感を増したのが経産省である。（中略）第二次安倍政権においては、息を吹き返すどころか財務省にとって代わって省庁の中の盟主的な位置にいる」。

元厚労官僚の佐藤敏信氏（現・日医総研客員研究員）は、自らの著書の中で、このような分析をしている。詳細は著書を読んでいただきたいが、佐藤氏は保険局で中央社会医療保険協議会（中医協）を担当していた元キャリア官僚であり厚労省、財務省の状況を熟知したうえで、3省の関係をこのようにみた訳だ。ドラッグストアと結びつきが強いのは、近年ヘルスケア産業の育成を行っている経産省の商務情報政策局商務サービスグループヘルスケア産業課などである。

財務省と厚労省は、基本的に増加し続ける保険医療費を「抑制」することを基本線に置いている一方、経産省は保険医療領域を拡大する「市場」として位置づけている。「規制緩和によって民間の経済活動が活発化すれば、自ずと税収は上がる」(『THE中医協』より)という姿勢だ。つまり、増税で保険医療財源を確保するよりも、市場を活性化して税収を上げた方がよいのだという経産省流の思考によるものだ。

経産省が狙いを定めるのは公的医療保険・介護保険約48兆円の周辺に存在するトータルヘルスケア市場だ。その市場規模は約33兆円と言われ、衣食住の全てに関わる分野として地域包括ケアシステムの中で稼働する仕組みを模索している。この分野は別名「公的保険外サービスの産業群」(図表2の「公的医療保険・介護保険」の外側)と称されている。従来のヘルスケア・医療産業は、主に公的保険の枠内で医薬品や医療機器等の提供を行うことをビジネスモデルとしているが、新たなヘルスケア産業(公的保険外サービスの産業群）は、デジタルヘルス・IT企業による予防・生活管理をその前段階のステージとして設定し、病気を発症した際に医薬品や医療機器等の提供と予防・生活管理を絡めて患者へ提供していくようなビジネスモデルである。端的に言えば、「日常生活からヘルスケアデータを収集し、予防から医療まで一貫した管理を行う」というイメージだ。

これまでの厚労省の施策は、医師側への配慮から結果的に予防には距離を置く格好となっていたが、経産省はこの部分に切り込み、ヘルスケアとそのデータ管理は、超高齢社会におけるビジネスチャンスであると打ち出したのだ。予防に関しては既に投資効果を医療費ベースで「生活習慣病（一次予防）130億円減」「生活習慣病（二次予防）620億円減」「フレイル・認知症（一次予防）320億円減」としている。特にフレイル・認知症に関しては介護費ベースでは3・2兆円もの削減効果が期待できると胸を張っている。

これら予防に資する事業を展開し医療費を削減しつつ、周辺産業を活性化することで、超高齢社会における新たな需要と産業を生み出し、人口減少社会への対応も同時に行うという計画だ。さらに言えば、経産省は近年「厚労マター」と呼べる案件にも関与しつつあるが、それは「オンライン／ICT・AI化が本質論に波及」の章で紹介する。

図表２　ヘルスケア産業（公的保険外サービスの産業群）の市場規模（推計）

- ヘルスケア産業（公的保険を支える公的保険外サービスの産業群）の全体像を整理した上で、民間調査会社等が既に試算している各産業分野の市場規模を集計し、現状及び将来の市場規模を推計。2016年は約25兆円、2025年には約33兆円になると推計された。
- 今後、ヘルスケア産業政策の動向等を踏まえ、随時見直しを行っていく。

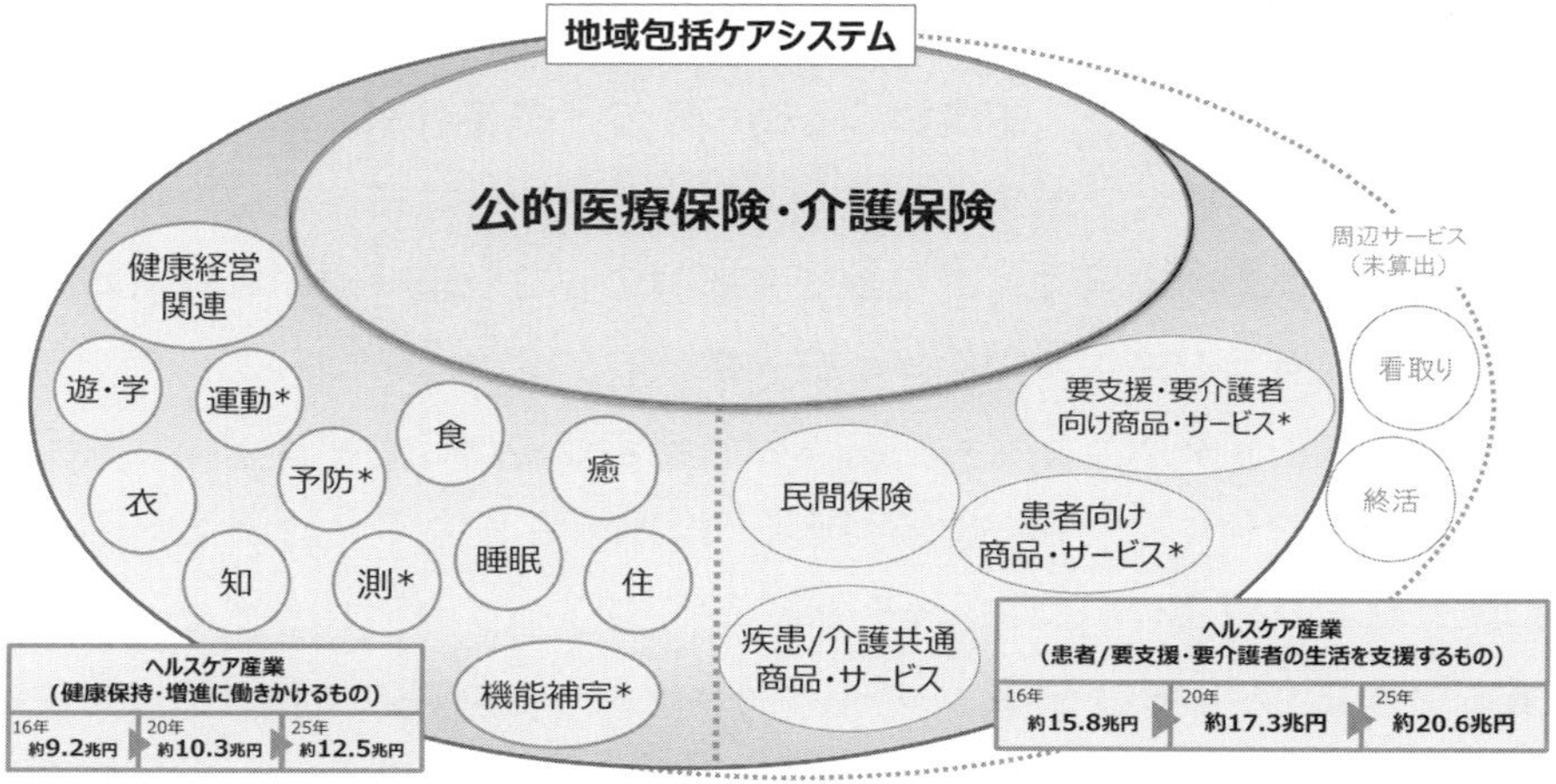

出典：経済産業省委託事業

*データ利用の制約上、公的保険サービス等を含む

スケールメリットを活かす論法展開

ＪＡＣＤＳが掲げる健康ハブステーション構想は経産省の考えを反映したものでもあるが、そこには「コンシェルジュマスター」（健康案内人）という制度が用意されている。コンシェルジュマスターは、生活者の医療・予防・未病改善、生活に及ぶ幅広い分野を網羅的に把握し、生活者の「快適な生活」を支えることを目指すものである。この制度に関しては、業界内で抱える20万人超の登録販売者の活用で賄えるものであり、まさにスケールメリットを活かした事業として乗り出す構えだ。

しかし、コンシェルジュマスターの制度は開始間もないこともあり、生活者が健康相談などでこれを活用するにはまだ時間はかかるだろう。また、ドラッグストアで健康相談を行う習慣は根付いているとは言えず、従って、コンシェルジュマスターの認定が業界内の自己満足で終わってしまう可能性も否定できない。２００９（平成21）年6月1日に施行された改正薬事法の検討の際、実質的に登録販売者制度を構想し、その実現に尽力したのはＪＡＣＤＳであるが、登録販売者制度の運用開始から10年が経過し、既に20万人もの資格取得者がいるにもかかわらず、その知名度は高いとは言えない。コンシェルジュマスターは、登録販売者へのテコ入れの意味合いも含まれており、幅広い知識を有する人材を活用することで、「ドラッグストアに行けば健康問題の解決に繋げられる」という絵姿を描き、同時に登録販売者の社会的認知・役割の拡大にも結び付けたい考えだ。

登録販売者に関して言えば、厚労省の「調剤業務のあり方」に関する通知も追い風となっており、今後は店舗における存在感はますます高まってくることも想定される。これらドラッグストアにみられる一連の動きに共通するのは、「多過ぎる」といった論点を持ち込ませず、逆に、そのスケールメリットを活かす捉え方でイノベーションに転換しようという視点だ。保険医療財源を拠り所とする薬局・薬剤師の業務と、商業ベースのドラッグストアの登録販売者とを比較すること自体に違和感を抱く方がいるかもしれないが、止むことのない逆風のなかで、こうした視点は保険薬局業界も学ぶべきではないだろうか。

社会構造と技術革新が待つ未来に向け

ＪＡＣＤＳの事務総長を務めた故・宗像守氏が提唱し、既に一部で運用されているのが、ドラッグストアと個店の連携体制だ。保険薬局とドラッグストア合わせて8万軒にもなるスケールを活かし、全体をひとつの社会的インフラとみなし、地域住民へのきめ細かなヘルスケアサービスを展開するという構想だ。具体的には、ドラッグストアが医療用医薬品から一般用医薬品、健康食品、衛生用品などの物流、薬剤師をはじめとする従業員のスキルアップ、ネット販売網の構築とその提供などの利便性を発揮し、個店の保険薬局が狭小圏における保険調剤、要指導・一般用医薬品を含むヘルスケア製品の提供と利用者・患者への継続的な関わり、訪問薬剤管理指導の実施など、地域住民と生活に寄り添ったサービスの提供を行う。両者が、医療のみならず、いつでも何でも相談できるファーストアクセスの場として機能することを描くものだ。端的に説明すれば、「競争相手」から「協創仲間」として無理のない棲み分けと連携を行うものである。

第19回ＪＡＰＡＮドラッグストアショー（２０１９年3月）オフィシャルガイドブック

に「ドラッグストアと地域保険薬局の連携」について記載がある。それによると、この連携では、まずドラッグストアの販売網を活用し、「安さと便利さという個店の弱点をドラッグストアが補完」する。調剤専門の個店、門前・マンツーマン薬局にとっては、こうした物流面の支援によって、不得手な価格競争に手を出すことなく、まずは地域住民との関係構築に向けて舵が切れるのではないかとの思惑のようだ。ドラッグストアにとっても、「地域との連携、低効率の回避、人事の入替り」という弱点を、「狭小商圏サービス徹底、低効率、低売上で採算」という個店の強みを活かすことによって補うことができるとしている。また、ドラッグストアが展開している人材派遣サービスは、個店の慢性的な人手不足にも対応可能であるとしている。さらに、こうした連携は「買物難民を救済する一つの方法としても大きな可能性がある」としている。

この連携のキモとなる部分は、経営者の目線ではなく、地域住民の目線に立って関係を構築することであり、お互いに強みは残しつつ、弱点を連携によって補うということである。このような連携が実際に稼働している事例として、マツモトキヨシ（以下マツキヨ）が展開している「調剤サポートプログラム」を紹介したい。

同プログラムでは、加盟薬局と卸の間にマツキヨが入ることで実質的にマツキヨから仕入れを行うことになる。これによりマツキヨと同等の販売価格が可能になり、また不動在庫に関してもマツキヨグループ内での移動ができ、廃棄ロス軽減も期待できる内容となっている。さらに同社の調剤スーパーバイザーによる運営支援、ドラッグインフォメーション機能など、情報面での経営支援も用意されているという。２０１９年春から本格稼働したプログラムで、同社プレスリリースには「スケールメリットを高め、ともに発展しながら地域医療を支える方策」と記載されている。

一国一城の主である薬局経営者にとって、これまでの競争相手とタッグを組むことには抵抗感があるだろう。このような連携体制など、10年前なら想像もできなかったはずだ。しかし、人口減少社会の到来など、いかんともし難い時流の対抗策として、このようなプログラムへの参加も現実的な選択肢のひとつとなってきたようだ。

出典
※ドラッグストア業界研究レポート２０１９前期より
※第19回ＪＡＰＡＮドラッグストアショーオフィシャルガイドブックより（２０１９年３月）

ドラッグストアの調剤事業が躍進

背景には薬剤師不在問題と調剤ポイント

玉田　慎二

薬剤師会の会員が営む個店薬局、また、門前薬局やマンツーマン薬局を中心に展開している調剤薬局チェーン、こうした医薬分業を担ってきたプレーヤーに今、ドラッグストアが加わり、勢力を拡大している。しかも彼らの勢いは増すばかりだ。大手ドラッグストアの調剤事業は対前年比二桁増で伸長する。ドラッグストアが調剤に傾注した背景は何だったのか、そして牽引する原動力はどこにあるのか——。

話は１９９８年にまで遡る。

薬剤師不在問題　ＮＨＫスクープを利用した厚生省

「ドラッグストアの5店に1店は薬剤師が不在」

98年10月28日、ＮＨＫは夕方のニュースから断続的に〝ドラッグストアには薬剤師がいない〟と報じた。「薬剤師の名義貸しが問題化している」とスクープしたのだ。唐突だった。しかしこの報道が、後に業界を席巻する「薬剤師不在問題」の始まりだ。

ＮＨＫは、ドラッグストアが秘密裡に作っていた薬剤師不在時の「裏マニュアル」を入手し、放送の半年以上前から入念に取材を進め、報道に踏み切ったようだ。そのかたわら、厚生省（２００1年から厚生労働省）はＮＨＫの動きを事前に掴んでいた。ＮＨＫ報道の僅か2日後、10月30日という早いタイミングで首都圏1都5県の自治体に対して、ドラッグストアチェーンなどへの「薬剤師勤務状況一斉立入検査」を指示し敢行した。その数、７７０軒。さらに1ヵ月後の11月30日には、立入検査結果を公表した。

「チェーン展開する一般販売業、薬店では立ち入り時に薬剤師が勤務していなかったのは全体の30％」

手際が良過ぎた。ところが、厚生省の発表を受けてＮＨＫが報じたのは「マツモトキヨシや薬のヒグチ、ハックキミサワなどのドラッグストアでは、薬剤師不在は30％」という実名報道だった。厚生省の〝公式発表資料〟では、企業名は伏せられていたにもかかわらず、大手ドラッグストアを名指した格好だ。実は、厚生省の〝内部資料〟（次頁）には、不在率の高いワースト順に企業名が並べられていた。そこにはマツモトキヨシや薬のヒグチのほか、ダイエーやイトーヨーカ堂、マルエツといった大手スーパーマーケットもランク入りしていたのである。しかも、ドラッグストアよりも大手スーパーの方が不在率は悪かった。つまり、ドラッグストアを狙い撃ちしたような報道だった訳だ。どうにも一連のＮＨＫの報道はキナ臭かった。

98年という時代背景は、ちょうど1年前の97年8月にＯＴＣ医薬品としては久々の大型スイッチが発売されていた。「ガスター10」（旧山之内製薬、現在は第一三共ヘルスケア）などのＨ2ブロッカー薬のＯＴＣ医薬品だ。ファモチジン、ラニチジン、シメチジンの3成分に10メーカー13ブランドがひしめき、競争は激化。各社、シェア争いに突入し、テレビＣＭはヒートアップしていた。

図表　厚生省の内部資料

内部資料

首都圏において一般販売業を中心にチェーン展開を行っている施設における薬剤師の勤務実態に関する立入検査結果について

平成１０年１１月１０日
監　視　指　導　課

平成１０年１０月３０日に関係地方自治体により実施した、標記の立入検査結果の概要は、以下のとおりであった。

○検査結果
１．全体集計
対象業態：対象地域においてチェーン展開を行っている薬局・一般販売業の店舗
対象地域：東京都、神奈川県、埼玉県、千葉県、茨城県、群馬県
対象施設数：７７０施設（薬局４４施設(調剤薬局２５施設)、一般販売業７２６施設)
内訳：

	立入時に勤務していた	立入時に勤務してない
薬剤師の勤務状況（管理薬剤師又は勤務薬剤師）	５３８（６９．９％）	２３２（３０．１％）

薬局において、立入時に薬剤師が勤務していない施設が４施設あるが、調剤業務は行っていない事実が確認された。

主なチェーン（調査数１０施設以上）別の立入時に薬剤師が勤務していなかった割合：

①ハイマート	７６．９％	（１０／１３）
②ダイエー	４９．２％	（３２／６５）
③寺島薬局	４８．８％	（２０／４１）
④富士薬品（ドラッグセイムス）	４７．１％	（　８／１７）
⑤千葉薬品（ヤックスドラッグ）	４５．５％	（　５／１１）
⑥イトーヨーカ堂	３２．８％	（２１／６４）
⑦薬のヒグチ	２６．３％	（２５／９４）
⑧マツモトキヨシ	２０．２％	（５０／２４７）
⑨カワチ薬品	１６．７％	（　２／１２）
⑩マルエツ	１３．０％	（　３／２３）
⑪ウェルパーク	１２．５％	（　３／２４）
⑫ハックキミサワ	９．１％	（　３／３３）
ドラッグ太陽	１１．９％	（　１／９　）

同じ年の97年9月には、健康保険法が改正され、老人医療費の一部負担金が引き上げられた。このため、街の診療所やクリニックからは一時、高齢者が消えた。クリニックには閑古鳥が鳴いていたという。医師たちはこの状況を苦々しく思っていた。

こうした医師の感情を逆なでするように、テレビからは賑やかなCMが流れてきたのだ。医療用医薬品と同じ名前のスイッチOTC医薬品が派手に連呼されるのを目の当たりにして、「患者が減ったのはこのクスリのせいだッ」とばかりに一部の医師が猛反発した。日本医師会を通じて、厚生省を突き上げたのだ。ガスター10を「医療用に戻せ」とスイッチバックまで迫った。

もうひとつ、同時期に市民団体「薬害オンブズパースン」がH2ブロッカーの販売状況を調査し、「5割以上のドラッグストアで情報提供をしていない」というセンセーショナルな内容を発表した。当時の時代背景は、切れ味鋭いスイッチOTC医薬品の販売方法をめぐって、問題が噴出していたのだ。厚生省はこうした状況を受け、98年秋、中央薬事審議会（以下、中薬審）一般用医薬品特別部会にH2ブロッカー問題を提示し、集中審議に入っていた。

つまりこの局面で、「ドラッグストアには薬剤師がいない」という報道がポッと出てきたのである。厚生省担当官はドラッグストアチェーンへの一斉検査について、「中薬審で市民団体の調査結果が問題になった。97年4月の薬事法改正では、薬剤師に情報提供の努力義務を課せられた。それとNHKの報道。この3点から実施した」などと説明した。ただし、担当官の心のうちを代弁すれば〝薬剤師不在問題は、H2ブロッカーを問題視する医師会の立腹を収めるため、市民団体とNHKを利用してドラッグストアを悪玉に仕立て上げ、ドラッグストアを叩くことで、医師会の溜飲を下げた〟といったところだろう。

実際、薬剤師不在問題が表面化した僅か2ヵ月後、厚生省医薬安全局（当時）は局長通知で、薬剤師の常駐化を打ち出した。さらに、3回の中薬審の審議によって、メーカーへのテレビ宣伝自粛も指導。医師会代表が参加した中薬審部会で、ドラッグストアを叩き、「ガス抜き」に成功したのだ。同時に、この頃にはクリニックにも高齢患者が戻り、医師の猛反発も収まっていた。

ココまでは、完全に厚生省のシナリオ通りだったハズ。ところが、ドラッグストア叩きに危機感を募らせた、当事者であるドラッグストア各社は一致団結し、翌年99年6月に日本チェーンドラッグストア協会を設立。彼らが掲げたメインテーマはもちろん、薬剤師不在問題だった。行政との対決姿勢を高らかに唱えての協会新設だった。

総論賛成、各論反対のドラッグストア業界の団結力

ドラッグストア業界の統一団体は、それまで浮かんでは沈む夢物語に過ぎなかった。「総論賛成、各論反対」とされる医薬品小売業界にあって、統一した協会設立など夢でしかなかったのだ。ところが、薬剤師不在問題が深刻化し、ドラッグストア経営者は「大同団結」へまとまらざるを得なかった。初代会長に就いたマツモトキヨシの松本南海雄氏は、直近の取り組み課題を薬剤師不在問題と明言し、「行政にお願いする部分はお願いしたい」と戦う集団を宣言して見せた。

そして、その宣言通り、ドラッグストア協会は厚生省官僚への「恫喝」や政治家を使った「空中戦」、協会が策定した自主規制による「暫定措置」を求めるなど、続けざまに奇襲を展開していった。さらには、厚生大臣への「直談判」まで断行。まさに、総攻撃だった。

薬剤師不在問題はその途中で、ディスカウントストアのドン・キホーテがテレビ電話販売で闖入し、石原慎太郎都知事がこれを容認するなど、登場人物はカラフルに広がった。厚生省からすれば、もはや収拾がつかない状態に陥っていたのだった。

そこで捻り出した方策が、厚生科学審議会に医薬品販売制度改正検討部会を設置し、ドラッグストア協会の代表をも委員に招聘しての、薬事法改正だった。

結果、2006年施行となる改正薬事法は、店舗に許可を与える従来の「薬種商販売業」を個人が取得できる新資格「登録販売者」に改組。さらに、OTC医薬品を3分類することで、薬剤師だけが販売できる第1類OTC医薬品と、登録販売者でも販売可能な第2類、3類OTC医薬品に再編した。薬剤師が販売するOTC医薬品と、登録販売者が扱えるOTC医薬品を区分けしたことで、薬剤師がいなくても店舗を営業できる「店舗販売業」も新設した。この改正によって、薬剤師不在問題を解決しただけでなく、ドラッグストアの新規出店を加速させるというオマケまで付いた。ドラッグストア側の逆転勝利だ。さらに、改正薬事法によって政治問題を解決したドラッグストア業界は、その勢いを利用して、調剤事業へ本腰を入れていったのである。

つまり、薬剤師不在問題は、ＮＨＫのスクープで幕を開け、厚生省が利用し、これに対してドラッグストアが一致団結して業界団体を設立、その後、薬事法改正へと流れ着き、果てはドラッグストアの調剤事業進出を後押しした、という想定外の結末をもたらしたのだ。振り返れば、薬剤師不在問題がなければ、ドラッグストアが調剤に注力する時期はずっと後になっていたかもしれない。ドラッグストアが調剤事業に本格的に進出するきっかけを作ったのは、実は「薬剤師不在問題」だったのである。

調剤ポイント　ドラッグストアの勝利、サービスは永劫に不滅か

２０１０年、今度はドラッグストア側が仕掛けた。消費者や患者のハートをがっちり掴む〝サービス〟を始めたのだ。「調剤ポイント」だった。

街の小売店舗で日常化しているポイントカードサービスは、消費者が支払った代金に応じてポイントをゲットでき、貯めたポイント分を買い物時に「値引き」として使えるシステム。このサービスに、患者が薬局で支払う一部自己負担金にまでポイントの対象を広げ

たのが調剤ポイントだった。調剤併設ドラッグストアでは、ポイントによって値引きされる商品が目の前に豊富に取り揃えられているため、消費者のハートを鷲掴みにした。クスリの支払いに負担を感じていた高齢者や、長期の投薬処方を受ける生活習慣病患者、また根本的にポイントが大好きな主婦層などから支持を得た。

調剤ポイントの広がりとともに、ドラッグストア企業の調剤部門の売上げも拡大していく。主要各社は10年以降、対前年比二桁増を記録、20％以上増加したドラッグストアチェーンも出現した。それ以前から、郊外店舗を中心に調剤売上げを伸ばしていたという勢いも手伝って、事業を拡大させていったのである。

店舗面積が広い郊外の調剤併設ドラッグストアは、取り扱う商品は豊富でラインナップも幅広い。処方箋を調剤の受け付けに出した後、買い物することで薬を受け取るまでの「待ち時間」を感じずに済む。駐車スペースも充分確保されていることから、患者や消費者にとって利便性も高い。満を持して、ドラッグストアが調剤市場になだれ込んだ。

その一方で、調剤ポイントサービスは政治的駆け引きが繰り広げられた〝政策論争〟でもあった。

争点は健康保険法の「値引き」に当たるか

調剤ポイントが健康保険法上禁止する「減免行為」(値引き)に当たるかどうかが、まさにポイントだった。医療保険の世界では値引きが始まると、「安さを売りにした、いいかげんな医療が出て、ひいては患者の生命に影響する」などといったロジックで、値引き行為を禁じている。健康保険法72条に基づく省令「保険薬局及び保険薬剤師療養担当規則」では、患者が薬局で支払う一部自己負担金への減免を認めていない。このため、貯めたポイントを調剤の支払いに使うコトはできない。問題は、では調剤の支払い分をポイントとして貯めるコトは違法か、どうかだった。ここが争点。

実は発端は、10年の秋頃、あるドラッグストアチェーンが調剤ポイントサービスを開始したのが始まりだった。この企業は、厚生労働省保険局医療課に患者一部自己負担金をポイント対象にできるか、問い合わせたのである。医療課の答えは

「そもそも、調剤での医薬品代金の支払いに対するポイント付与について、制限するものはない」だった。

さらに、この内容をダイヤモンド・リテイルメディア社の『ドラッグストアニュース』が10年10月号で「調剤ポイント実質解禁　調剤併設ドラッグストアで動きが活発化」と報道した。すると、大反響になった。

記事を読んだ当時の日本薬剤師会の児玉孝会長は、この記事を記者会見で取り上げてしまった。すると、実態はさらに拡散。児玉会長としては「値引き行為にあたり健保法違反」と問題視したかったようだが、逆に調剤ポイント解禁を全国に知らしめる結果を招いてしまった。しかも、政府に対して同様に調剤ポイントサービスの是非を問い質したところ、ここでも容認。これで調剤ポイントは完全にお墨付きを得た格好となった。

ただし、医療課と政府は、調剤ポイントのすべてにゴーサインを出した訳ではなかった。見解は〝全肯定〟するものではなかったのだ。グレーゾーンにあることも臭わせていた。この点を突き、薬剤師会や医療関係者は一斉に反対姿勢を表明。厚労省はこうした関係者の要請を受けるかたちで、11年11月の中央社会保険医療協議会に、調剤ポイントに対して療養担当規則上の「禁止」を提案し、すんなり決定した。

しかし、これで終わらなかった。

すかさず、日本チェーンドラッグストア協会が猛反発。一旦容認したサービスを禁止する判定に、猛然と抗議したのだ。コトが大きくなった12年2月、厚労省は半年間の禁止「延長」を決め、時間稼ぎに走った。また、延長期限としていたハズの同年10月には、さらに半年間の「執行猶予」を通達。のらりくらりと、結論を先延ばしにしていった。完全「禁止」に踏み込めなかったのだ。

そして、執行猶予期限から4年ちかくを経過した17年1月になって、ようやく厚労省は関係者に「事務連絡」した。調剤ポイントを「医療保険制度上、ふさわしくない」と記述しながらも、「当面」は、患者自己負担分にポイントを使用するケースや、1％を超えるポイントの付与、大々的な宣伝広告に対してだけ「個別指導」するというものだった。すべて、ドラッグストア協会がすでに自主基準として設定し、会員企業に「してはならない」と周知していた違反事例だった。つまり、現状を追認しただけの通達だった。

厚労省の事務連絡という「結論」を受け、ポイント反対派の日薬は、会見で「今まで何もしてくれなかったが、一歩踏み込んでくれた」と一定程度評価したうえで、事務連絡はあくまで「第一弾」であり、「今後禁止の方向に向かう」などと強がって見せた。負け惜しみの感は拭えない。

対して、ドラッグストア協会も会見で、「大岡裁きに近い。大変良かった」と名奉行による公正で人情味のある裁定を引き合いに、満足感を示した。さらに、「事務連絡」以上の指導があった場合には「裁判に訴える」構えも強調したのだった。

厚労省が通知で示した通り、調剤ポイントは健保法上「ふさわしくない」＝「原則禁止」という位置付けに変わりはない。ただし、「完全禁止」＝「法律違反」となるかは、グレーゾーンだ。最終決着は司法判断しかない。しかし、すでに7年以上続いている〝サービス〟を法的に訴えるのは、調剤ポイントを利用し支持する患者、主婦を敵に回すことになる。

厚労省からすれば直前の13年1月には、ＯＴＣ医薬品のインターネット販売で「敗訴」したばかりだった。法廷論争には持ち込みたくないという思惑が見え隠れする。つまり、定着した「既得権」に、日薬も政府も簡単には手を出せないというパワーバランスが、このサービスの継続を支えている。調剤ポイントが完全禁止となる可能性は、極めて低い。

そしてドラッグストアは、このサービスを武器に調剤市場を席巻しようとしているのである。

FOCUS

薬局数

食いつなげるか〝保険〟薬局

人口激減時代の5万9000軒

小幡　豊和

「6万軒の壁」という言葉を聞いたことがあるだろうか。37万8000平方キロメートルの国土で商売をすることにおいて、一種の限界点と言われているのがこの6万軒だ。これまでも多くの業種・業態がこの数値に差し掛かると、横ばいから減少基調に転じ、一気に業界再編へと突き進む状況が展開されてきた。身近な事例では、コンビニエンスストア、ガソリンスタンド、町の電器屋が挙げられる。例えば、日本フランチャイズチェーン協会のCVS統計年間動向によると、業態店であるコンビニは2016年度に5万7818軒、

17年度に5万7956軒となったが、18年度には5万5743軒となり、1年で2000軒強も減少した。企業としては既に大手3社ほどに集約されており、今後は働き方改革や人口減少社会の影響を受け、店舗単位の再編はさらに加速することが確実視されている。ガソリンスタンドは1994（平成6）年に6万軒を突破したが、その後は、原油価格の下落や自動車の燃費性能の向上など複数の要因が絡みながら急激な再編が進み、2017（平成29）年には約3万軒まで減少した。しかしながら、ガソリン・灯油等の供給は地方都市の生活を維持するためのライフラインであることから、店舗減少も下げ止まりに入っている模様だ。

そして保険薬局業界に〝似ている〟と言われる町の電器屋は、最盛期には5万軒以上もあったとされているが、現在は1万5000軒程度まで減少したという。家電製品の販売は大規模量販店による価格競争が激化、個人経営の電器屋はその影響をまともに受けた。そこで、現在の個人経営電器店は、家電製品の販売から家電製品に関するトータルサービスを提供することに事業の中心を移しつつ生き残りを図っているという。例えば、電球1個の交換、故障や不具合への対応、家の電化に関する相談や提案、その他量販店では手が回らない細かなニーズに対応する、いわば「家電全般の御用聞き」としてその存在感を示している。

平成時代に確立したチェーン展開は薬局にも

大雑把にいって、どのような業界でも「6万軒」に到達すると、店舗再編傾向へ転じており、保険薬局も既に6万軒が目前にある。本稿ではこの6万軒という数から保険薬局の生き残り、再編問題を考えてみたい。

厚生労働省（厚労省）が毎年まとめている『衛生行政報告例』には、全国の自治体・保健所から寄せられた薬局・店舗販売業などの開設許可状況が載っている。国の各種統計情報は、政府統計の総合窓口「e-Stat」というところに掲載されているので参考にして欲しい。『平成29年度衛生行政報告例』をみると、届出のあった保険薬局総数は5万9138軒となっている。e-Statに記録されている1996年から2017年までの約20年間の推移をみると、着実な伸長傾向にあることは一目瞭然だ（図表1）。

図表1 「衛生行政報告例」による薬局数の推移

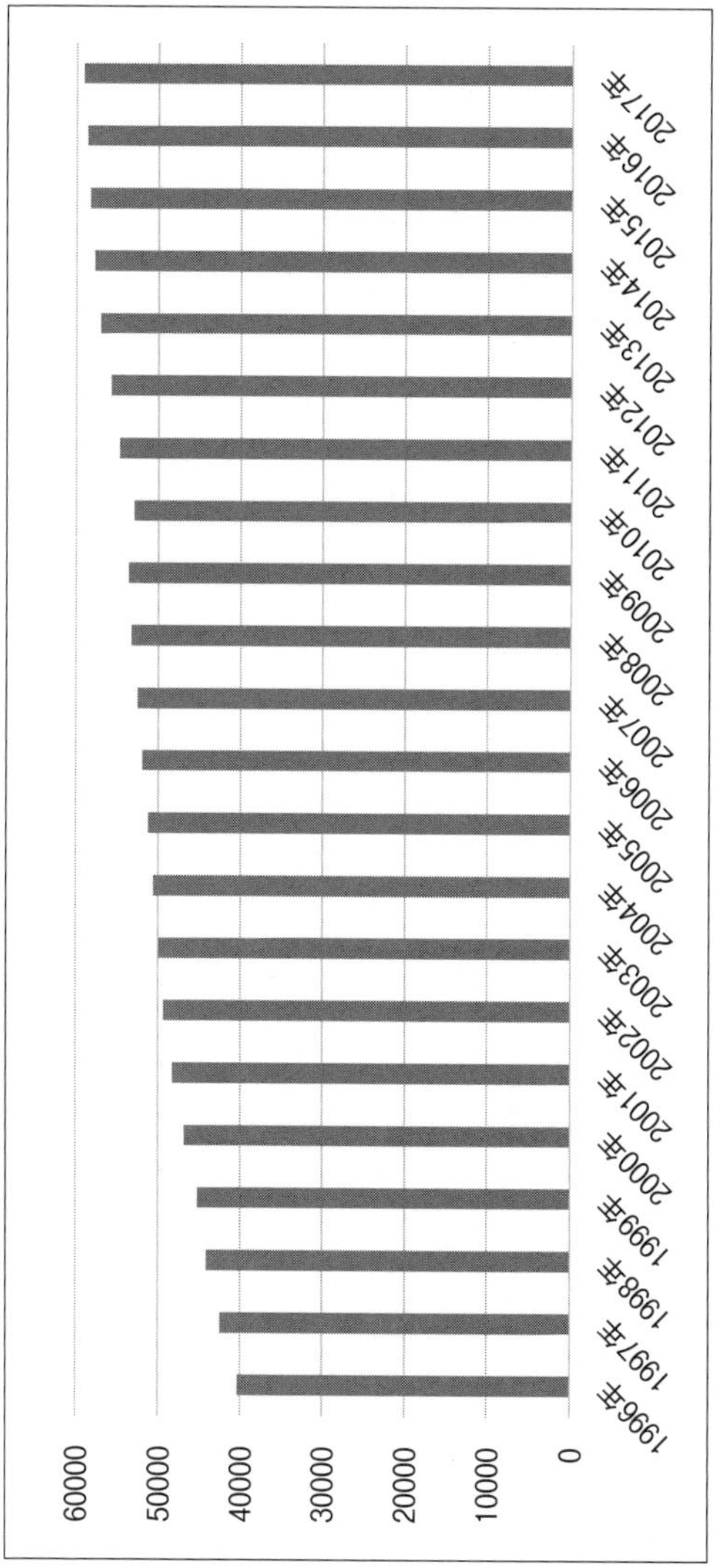

（一部改変）

ただし、この伸長には特徴的な傾向が潜んでいる。保険薬局数が伸びている一方で、「薬局開設者自らが管理している薬局」（以下、自管薬局）の数は減少の一途を辿っているのである。e-Statで薬局開設者別の保険薬局数をみると、２０１７年の自管薬局数は４８３４軒で、保険薬局数全体の１割にも満たない状況となっている。１９９６年との比較では実に３分の１程度にまで減少していることがわかる（図表２）。

２０１７年の都道府県別自管薬局数の状況をみると、最も多いのが大阪で５２９軒、以下東京３５７軒、神奈川２００軒、兵庫１９７軒などと続く。ただし、この上位４位の都府県について対前年比をみると大阪は68軒減少、東京は39軒減、神奈川は11軒減、兵庫は5軒減と、いずれも減少している。全体の数字だけみれば、保険薬局数は着実に増え続けているのであるが、その一方で自管薬局の減少傾向には歯止めがかかっていないのである。

減少し続ける自管薬局と相反して、数を伸ばしているのが「開設者が自ら管理していない薬局」（以下、他管薬局）だ（図表3）。数値としては圧倒的な様相を呈しており、２０１７年には５万４３０４軒まで増加した。１９９６年の２万７１５５軒から、約20年間で

図表２　開設者が自ら管理する薬局数の推移

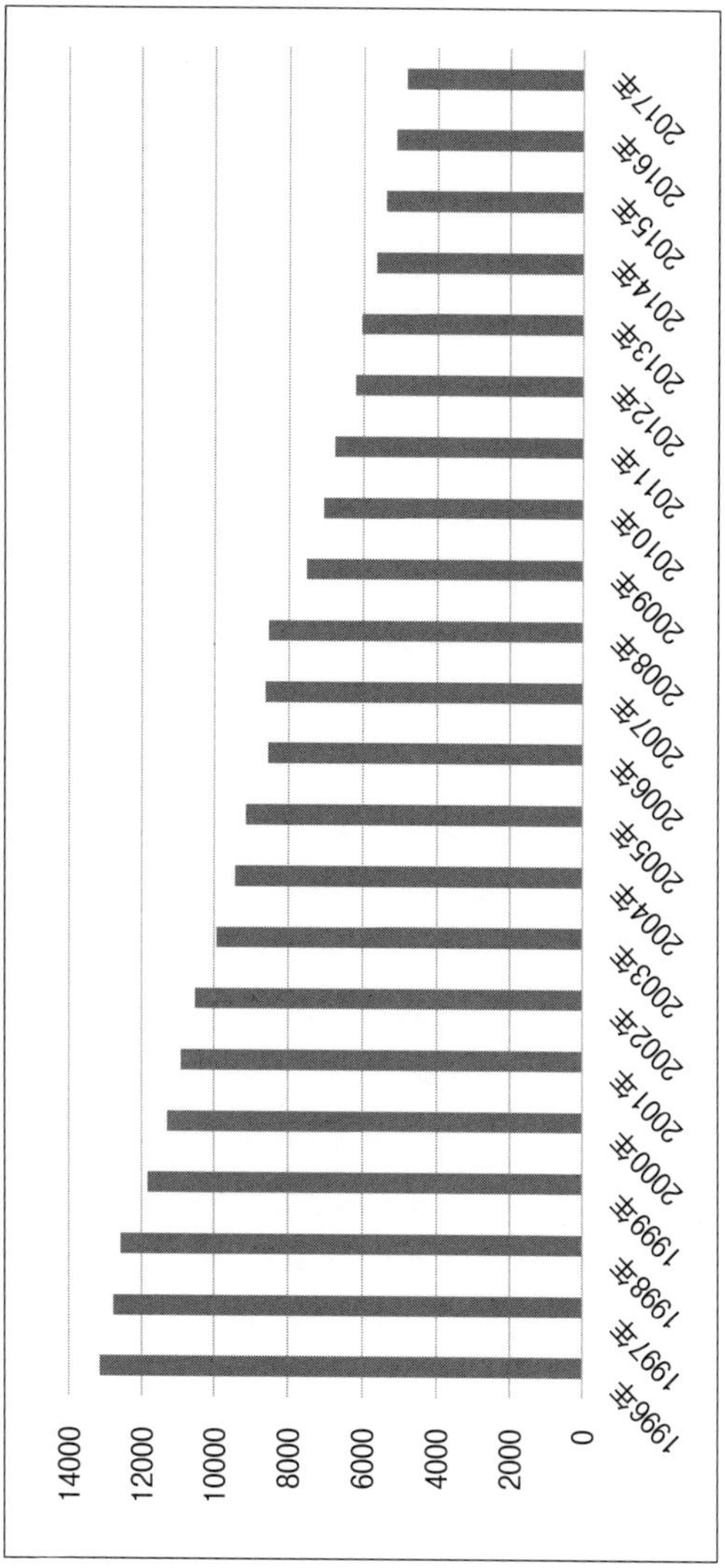

（一部改変）

図表３　開設者が自ら管理していない薬局数の推移

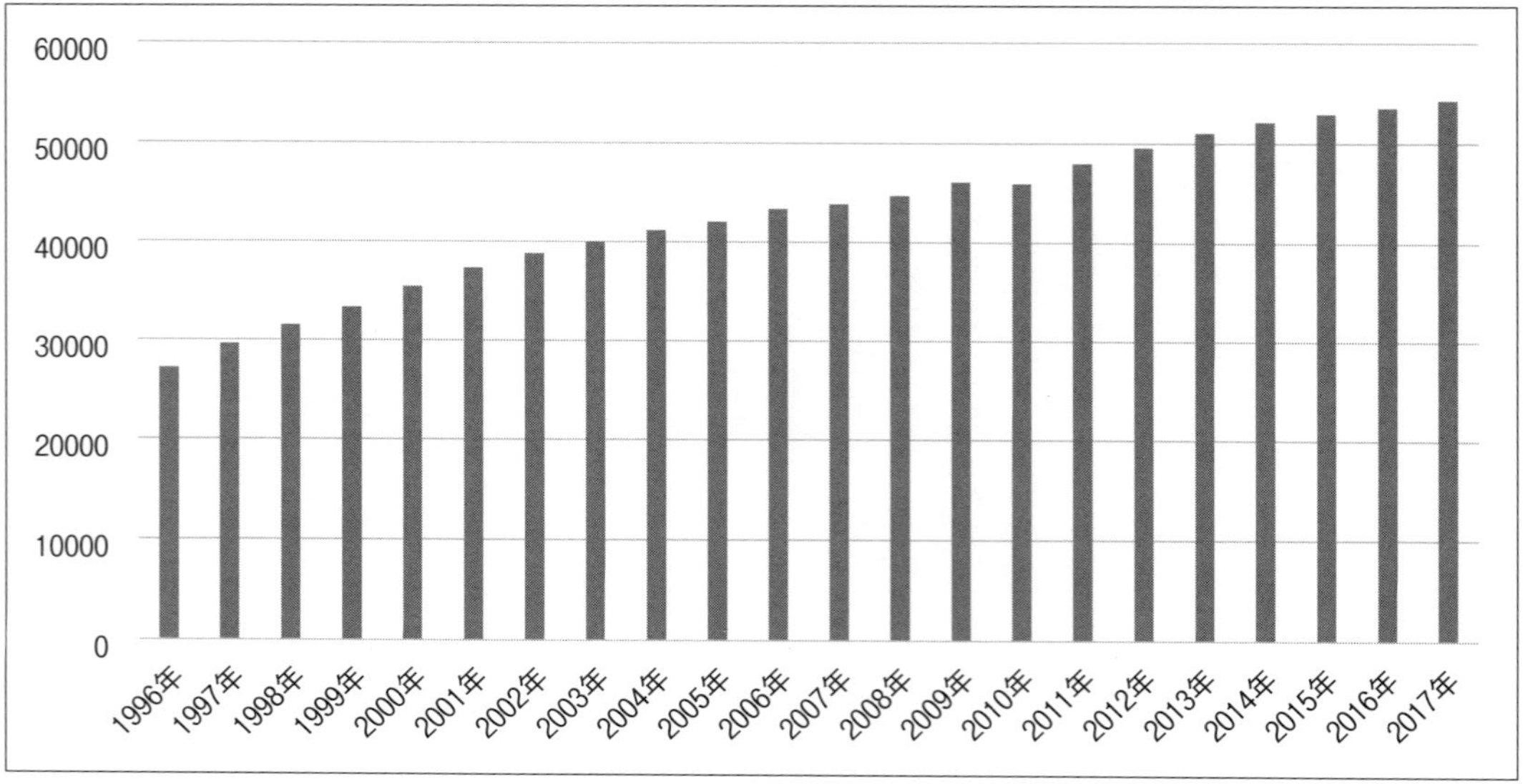

（一部改変）

倍増し、保険薬局全体に占める他管薬局の割合は9割に達している。

保険薬局の店舗状況についていては、もうひとつ特徴的な実態がある。株式上場している大半の薬局企業は日本保険薬局協会（ＮＰｈＡ）に加盟しているが、加盟企業が展開する保険薬局の合計数は約1万4０００軒（２０１８年9月現在）に過ぎない。ＮＰｈＡ加盟の保険薬局数に未加盟の大手保険薬局チェーンの店舗数を足しても1万5０００軒程度である。この他に、数を伸ばしているドラッグストアの調剤併設型店舗は日本チェーンドラッグストア協会によると約7０００軒とされている。また、厚生局届出情報を元にＮＰｈＡがまとめた規模別構成比では、「5薬局以下」のチェーン店は全体の51％との分析結果である。つまり、約6万軒の薬局の半数ほどは「中小規模」の経営ということになる。平成時代に薬局経営のチェーン化構造が保険薬局業界の全体構造になったと言えそうだが、その経営規模にはバラつきがある。

鍵を握る処方箋の流れ

さて、本稿のタイトル「食いつなげるか〝保険〟薬局」の回答だが、いきなり結論的なことを言えば、「しばらくは大丈夫!!」である。

診療報酬改定議論における調剤部分については、毎回のように財務省や規制改革推進会議から激しく叩かれ、中央社会医療保険協議会（中医協）でも同じ医療者側である日本医師会から厳しい指摘が相次ぐ状況にある。保険薬局の経営を支えている調剤報酬は今後もその見通しが明るくなるとは考えにくい。そんな先行きが見えにくい業界であるものの、現場で保険薬局を経営されている方たちは、「しばらくは大丈夫!!」という〝背景〟を最も理解しているのではないだろうか。

日本薬剤師会やＮＰｈＡは門前・マンツーマン薬局への批判の声があがるたびに、「薬局側だけではここまで伸長することはできなかった」との発言を繰り返している。日本型の医薬分業制度をバイクにたとえ、「処方元」と受け手の「薬局」という2輪走行が基本で、片輪走行ではここまで走ることは不可能だったという話だ。現状の「医薬分業」は、イコール「処方箋応需」であり、処方箋が発行されている限り、保険薬局としては「食いつないでいける」だろう（本来のあるべき姿は別にして）。

約6万軒の保険薬局では今現在、8億枚もの膨大な処方箋に対応している。また、一般診療所は10万軒を超え、歯科診療所は約7万軒に達している。保険薬局を再編（削減）したくても、多様な医薬品を保持し、処方箋を応需してくれる場所が消失することは診療所のみならず、患者側にとっても大問題である。大手薬局チェーン会社のトップとして一時代を築いたといえる日本調剤の三津原博・元社長は、最近の決算会見のなかで「もし薬局業界を再編して数を半分にしても、行き場のなくなった処方箋をどうするのか」と率直な感想を述べている。現場感覚からも強制的な再編（削減）には疑問を呈している。今後、薬局は企業体としてのM＆Aは進むとは思うが、一足飛びに薬局数が縮小するということはないだろう。

ここで、奇妙というか流石というべきか、日本医師会のシンクタンクである日本医師会総合政策研究機構（日医総研）が２０１９年に公表したワーキングペーパー「調剤報酬と医薬分業の現状―医科と調剤の関係に注目して―」の中に、的を射た表現が見られるので紹介する。

「薬局の需給を調査した公的統計は存在しない。（中略）国は、かかりつけ薬剤師や健康サポート薬局を推進しているが、根拠なく検証もできない状態の中で、希望的に政策を描いており問題である」

この指摘にもあるように、長年にわたって厚労省は薬局の適正数を示してこなかった。それには1975年4月に判決が下された薬局距離制限規制の違憲判決の影響もあるかも知れない。しかし、厚労省は医薬分業が右肩上がり時代にも保険薬局数の指標を示さず、結果的に数の増加を許容してきた。そして分業率は全国平均で70％を超え、保険薬局数が6万軒に手が届く状況に差し掛かっている。こういうときに、厚労省の役人が、講演会・シンポジウムなどでOECD加盟国における薬局数を例に出して、日本は「突出して薬局数が多い」などと発言しているが、それはある意味これまでの厚労省の分業推進手法のせいではなかったのかと言いたい。

診療所医師の高齢化が2輪体制に影響

ひとつ気になるデータを紹介する。厚労省がまとめている『平成28年（2016年）医師・歯科医師・薬剤師調査の概況』によると、診療所を開設している医師の平均年齢は59・6歳となっている。年齢構成のボリュームゾーンは50〜60歳代で約6割を占める。そして70歳代以上になると減少する（図表4）。今後10年間で診療所医師の高齢化は、一気に表面化する可能性が高い。この問題には、国としても危機感を抱いており、厚労省の医薬担当審議官も保険薬局関連のセミナーなどで、たびたび言及している。門前・マンツーマン薬局に象徴される日本型医薬分業は、診療所と保険薬局という2輪体制で走ってきた。もし、医師の高齢化、後継者の不在などにより、近隣の診療所が廃業することになった場合、処方箋応需で成り立っている保険薬局が経営を存続することは不可能に近い。

さて、一つの〝診療所医師の視点〟を紹介したい。2018年度診療報酬改定議論の際に「平成28年度診療報酬改定の結果検証に係る特別調査」結果が公表された。そのなかに病院・診療所医師に対する調査項目の一つとして、「残薬、重複投薬・多剤投薬の改善な

図表4　診療所に従事する医師数及び平均年齢

	医師数	構成割合
総数	102,457	100.0%
29歳以下	181	0.2%
30～39歳	4,540	4.4%
40～49歳	19,252	18.8%
50～59歳	30,038	29.3%
60～69歳	29,580	28.9%
70歳以上	18,866	18.4%
平均年齢	59.6歳	

（「平成28年　医師・歯科医師・薬剤師調査の概況」より作成）

ど薬剤の適正使用を進めるにあたり、どのような薬局薬剤師であれば連携を図りたいと考えるか（複数回答）」という設問があった。回答は、診療所、病院の医師ともに「日常的に連携がとれている薬剤師」（診療所68％、病院64％）が最も多かった。次いで診療所医師では「自分の処方意図や患者の疾患背景をある程度理解している薬剤師」（59％）が多かった。40年にわたり進んできた日本型医薬分業において、特に診療所の医師にとっては門前・マンツーマン薬局の薬剤師をパートナーと想定しているものと思われる。

望まれる数を生かす発想と対応

我が国は人口減少社会に向かっている。そのなかで現在稼働している約6万軒の保険薬局を、社会インフラとして活用すべきと思う。まだ処方箋応需が安定しており、医師の高齢化も厳しい状況になる前に、地域における薬局・薬剤師の存在感を高めることが重要と考える。『患者のための薬局ビジョン』や厚生科学審議会医薬品医療機器制度部会の「薬機法等制度改正に関するとりまとめ」、累次にわたる調剤報酬改定で提示される調剤点数の方向性などをみれば、ある程度進むべき未来は想定される。また、少なくとも先に記した電器屋などと比べ、医療保険制度に守られているという〝恵まれた〟環境にあることは自覚したい。

そこでこんな一例を紹介したい。全国都市清掃会議が日薬の協力により「水銀添加廃製品回収促進事業」を実施したことがある。家庭で使われなくなった体温計など水銀添加製品の回収を、薬局・薬剤師が窓口となって回収したのだ。

あまり知られていないとは思うが、2013（平成25）年10月に熊本市と水俣市で水銀に関する水俣条約の外交会議が開催された。そこで「水銀に関する水俣条約」が採択され、わが国を含む92カ国が条約への署名を行った。この国際環境条約により、2017年8月から水銀の利用・排出の抑制、適正処理等に向けた施策を講ずることが国に義務付けられたのである。この実施を陰で支えたのが薬局だった。

水銀は人の健康や環境に影響し危険性が高いが、一般家庭ではどう廃棄すれば良いのかわからないというのが現状だろう。そこで14年に北海道旭川市で薬局を活用した実証実験が行われた。薬局であれば一般家庭から気軽に水銀製品を持ち込めることから、高い回収率となった。その後、16年には42都道府県61市町において実施され、回収された水銀は総重量換算で200kgを超えた。社会的にも大きな影響を与える可能性のある家庭に眠る「困ったモノ」の処理に対して、薬局がそして薬剤師が専門職としての力を発揮した成果だったと言える。こうした力は、6万軒という大きな数の方がより強いものになるだろう。

もちろん、ブラウンバッグ運動など、直接的な薬に係わる社会貢献活動の実施は言わずもがなだが。今後の高齢化と人口減少といった社会構造の変化を踏まえると、全国津々浦々に開設する保険薬局の「数の力」を活かすことに、真剣に取り組んで行くべきだ。

参考資料等
フランチャイズチェーン統計調査、コンビニエンスストアFC統計（日本フランチャイズチェーン協会）
平成29年度衛生行政報告例（平成30年10月25日）
日本チェーンドラッグストア協会『ドラッグストア業界研究レポート２０１９年前期』
経済産業省　次世代燃料供給インフラ研究会（第１回）２０１８（平成30）年２月22日
日本ヘルスケア協会資料
日医総研ワーキングペーパー「調剤報酬と医薬分業の現状―医科と調剤の関係に注目して―」（日本医師会総合政策研究機構、２０１９年５月28日）
平成28年度診療報酬改定の結果検証に係る特別調査（平成29年度調査）（中央社会保険医療協議会　診療報酬改定結果検証部会（第54回））
環境省報道発表資料「水銀に関する水俣条約外交会議の結果について」（２０１３年10月15日）

水面下で進む「薬局の適正数」構想

財務省は半減!?　厚労省はいかに

玉田　慎二

40兆円を超え、さらに膨張を続ける医療費に対して、国のサイフを握る財務省が医療費抑制を口にするのは、ある意味当然だ。そして、財務省は調剤医療費7兆円に狙いを定め、すでにロックオン状態。その意図を明け透けに示したのが、2015年10月30日の財政制度審議会（以下、財政審）だった。

背景には、政府方針という大きな後ろ楯があった。15年度の「経済財政運営と改革の基本方針」いわゆる骨太の方針では、調剤報酬に関して踏み込んだ論点が明示されていた。

16年度診療報酬改定において調剤報酬について、保険薬局の収益状況を踏まえつつ、医薬分業の下での調剤技術料・薬学管理料の妥当性、保険薬局の果たしている役割について検証した上で、服薬管理や在宅医療等への貢献度による評価や適正化を行い、患者本位の医薬分業の実現に向けた見直しを行う。

政府が「患者本位の医薬分業の実現」を指摘した訳だ。ウラを返せば現状、患者側に立った分業は行われていないという通告でもあった。この論点を基に、財務省は財政審財政制度分科会に調剤報酬の改革案を提示した。

「保険薬局の果たすべき役割を踏まえた、ゼロベースでの構造的な見直しの必要性」を掲げ、調剤技術料の「大幅な見直し」や薬学管理料の「努力している薬局との差別化」を唱えた。具体的には、調剤基本料の減額対象である特例（25点）薬局の範囲の拡大や、後発医薬品調剤体制加算における取得点数の引き下げと「取組が不十分な薬局」への減額措置、さらには基準調剤加算の要件見直し、薬剤服用歴管理指導料の要件の厳格化だった。

そのなかで、財務省がメインターゲットに据えたのが「調剤料の見直し」だ。調剤料は技術料約1・8兆円のなかで1兆円を超える報酬の根幹を成す点数。その一方、医薬品の投与量を正確に量ることが重視されていた、かつての技術料という色彩も濃い。粉末だった医薬品を秤で量り、微妙に分量を調整していた時代と今は異なる。ほとんどが錠剤で、メーカーが製造するPTP包装は完成されている。このため、薬剤師が「ハサミで規定日数分をただ切るだけの技術料」などと揶揄される点数に成り下がってしまった。全自動の散剤・錠剤分包機も普及し、内服薬の投与日数に応じ加点される調剤料への風当たりは強い。

財務省はそこに眼を付けた。「調剤料の水準を全体として引き下げる」と同時に、病院のなかで行う院内処方と同じ「投与日数や剤数にかかわらず定額とすべき」と提言したのである。16年度調剤報酬改定では「全体の水準を2分の1程度に引き下げる」ことを要求し、「投与日数に応じて点数の伸びが逓減していく配分とし、段階的に定額化」を求めたのだった。

この調剤料の大幅削減要求には薬剤師会側が唸った。一番突かれたくないところをピンポイントで突かれたからだ。調剤料約1兆円のなかの内服薬にかかる分は約8000億円。

2分の1削減となると、影響は甚大だ。仮に、財務省の要求通りに引き下げられた場合「相当数の薬局が潰れる」と日薬幹部は警戒した。

この時、財務省幹部が描いていたドラスティックな改革案は「3回の調剤報酬改定で薬局を半減させる」だった。5万7000薬局（当時）の半減、つまり「2万8500薬局」を16年度、18年度、20年度の3回の診療報酬改定で閉局に導く、そんなシナリオを練っていた。20年度改定といえば、現在も進行中だ。結果から言えば、16年度と18年度改定で調剤料は削減されたものの「微減」でとどまっている。財務省の攻勢を厚労省が押しとどめたとも解説できるが、20年度改定はこれからだ。

こうした方向を裏付けるように、19年6月の財政審でも薬剤師の「対物業務から対人業務へのシフト」という文脈で、調剤料が俎上に上がっている。政府は、骨太の方針2019で調剤料に関して「適正な評価」の検討を指摘し、閣議決定した。財務省の攻勢は続いている。

日薬でも議論されていた薬局数

一方、財務省の策略とは別に「薬局の適正数」は、水面下で厚労省内でも検討されている。例えば、健康サポート薬局をベースにまとめた「患者のための薬局ビジョン」のなかに、こっそりと考え方が盛り込まれていた。

そもそも論になるが、薬局の〝適正数〟というのはナーバスなテーマだ。日薬は1996年に「薬局のグランドデザイン」を検討し、「想定される必要薬局数」を予測した。中間報告では、薬局の基本理念からサービスのあり方、薬剤師の役割、資質向上、薬剤師会の組織活動、目標と10ヵ年計画という項目に加え、必要薬局数まで書き込んだのだ。こちらの報告書こそ、政府の方針などよりもよっぽど〝骨太〟だった。

というのも、薬局のグランドデザインでは当時の10年後、つまり2005年の推定処方箋枚数を「7億枚」と予想し、必要薬局数を「2万軒」と弾いた。報告書をまとめた96年の薬局数は3万9000軒。要は、約半数の薬局を〝必要ない〟と試算したのだ。勇気のある数字だった。発表当時、日薬会員が猛反発し、大騒ぎになったのは言うまでもない。

ちなみに100%分業時点での処方箋枚数は「10億枚」と推測し、必要薬局数は「2万4000軒」と予測。実際の05年時点での処方箋枚数は6億4500万枚となり、薬局は5万1000軒だった。予測した処方箋枚数は、実際と近いラインを推察していた。

ただし、日薬執行部は会員からの反発を収めるため、最終報告では必要薬局数を記述した章立てのすべてを削除した。さらに報告書の〝出典〟も、日薬から「分業推進対策本部」に格下げした。明らかに日和った対応だった。が、そうでもしないと収まりがつかなかったようだ。薬剤師、薬局の集まる団体が、会員の半分が〝必要ない〟などといった将来像を発表できる訳がなかった。こうした顛末を振り返っても、薬局の「数」というテーマは、薬剤師にとってデリケートな問題だということが窺える。

その後、日薬は13年4月には「薬剤師の将来ビジョン」を、14年6月には「薬局のグランドデザイン2014」を立て続けにまとめたが、どちらも必要薬局数などにはまったく触れず終い。残念ながら、ふたつのビジョン、グランドデザインは話題にすら上らなかった。

将来必要とされる薬局の具体的な「数」は、もっともタブー視されるテーマだ。財務省の「2万8500薬局削減構想」は決して公表された数値ではないものの、もし公式発表されれば、関係者に与えるインパクトは計り知れない。

厚生労働省が想定する薬局数

話を戻して、厚生労働省が考える必要薬局数だが、15年の健康サポート薬局議論の過程で、その「数」に注目が集まっていた。ところが、「健康情報拠点薬局のあり方に関する検討会」の最終報告は、健康サポート薬局の「想定数」には目もくれなかった。報告書の発表〝直後〟は、厚労省担当官も具体的な数字については一切言及しなかった。ここでも、想定される薬局の具体的な数は、ナーバスな数字だった訳だ。ところが、同時進行の「患者のための薬局ビジョン」では、厚労省はある数字を〝付記〟していた。

それは、ビジョンの「薬局再編の全体像」の章に記載した。「2035年までに目指す姿」の項目で、中長期的な対応として「大病院に隣接した薬局を中心に、建替え時期等を契機に地域へ移行し、少なくとも患者に身近な日常生活圏域単位で地域包括ケアの一翼を担える体制が構築されることが期待される」と記し、門前薬局主体から地域薬局へと移っていく必要性を指摘したのだ。その日常生活圏単位を欄外で、しかも級数を落とした小さな文字で「地域包括ケアシステムでは、おおむね30分以内に必要なサービスが提供される日常生活圏域（具体的には中学校区約1万か所）を単位と想定している」と明記した。直接的な表現ではないものの、この「1万か所を単位」とする点が、想定する薬局数「1万薬局」に置き換えられる。

薬局ビジョン公表後、数ヵ月経ってからようやく、厚労省医薬局の担当官は薬剤師会の研修会などで健康サポートの薬局数について「日常生活圏域に最低ひとつないと全国に広がっていかない。1万とか1万5000軒は2025年までにめざしたい」と発言するようになった。健康サポート薬局はかかりつけ薬局の上乗せ規定であり、薬局の〝すべて〟ではない。それでも、厚労省がうっすらと描く必要薬局数が1～2万軒程度という数字が浮かび上がってくる。

また、薬局への思い入れの強いある厚労省の薬系技官は「全体の3割がちゃんとしたコトをやってくれればいい。ボトムアップは考えない。できる薬局がやればいい」とクローズドの会合で明言していた。3割とは「約1万8000薬局」。厚労省が想定する薬局「1万〜2万薬局」という数字が裏付けられる。

かつての日薬が考えたのが100%分業で「2万4000薬局」。財務省が画策するのは「約2万8000薬局」。そして、厚労省がこっそり描くのは「2万薬局」。その数、2万〜3万薬局で収斂する。関係者が頭の中で〝妄想〟する必要な薬局数は多くても「3万薬局」程度。やはり、今の5万9000薬局の「半分」というコトになる。

生き残る薬局、薬剤師は

関係者が想定する必要薬局数とは別に、患者側が薬局を選ぶ理由「選択肢」も変わりつつある。かつての患者の選択肢は「立地」しかなかった。医療機関や職場、自宅から「近い」というだけの立地だ。それに、最近加わったのが「経済」。通俗的に言えば「おカネ」だ。

薬局選択肢としての「おカネ」のひとつが、先発医薬品から後発医薬品に切り替えるコトで生まれる「自己負担額の軽減」。つまり「後発医薬品の促進」だ。金額的にはさほど大きくはないものの、後発医薬品の選択によって自己負担額は軽減する。後発品調剤に積極的な薬局が、患者の選択肢のひとつに入ってきている。

そして、後発医薬品よりも主婦層のハートをがっちり掴んでいるのが「調剤ポイント」だ。これもまた「おカネ」による選択肢。調剤時の患者自己負担1%分がポイントとして貯まるカードサービスは、前述した通り支持を集めている。

患者の薬局選択肢「おカネ」は、「後発品」と「調剤ポイント」の2点。従来の「立地」しかなかった選択肢に「おカネ」=「経済」が加わった意味は大きい。永年「立地」だけだった選択肢に、新たな項目が加わったのだ。前進だ。ただし「おカネ」が薬局の有力な選択肢では、あまりにも情けない。

薬局が、医療機関であり、小売業でもあり、サービス業と捉えるなら、患者や市民が選ぶ理由のひとつとしての「サービス」は欠かせない。立地や経済よりも、サービス競争で患者から選ばれるべきだろう。サービスの内容は、知識や洞察から生まれる「技術」かもしれないし、喜ばれる「接客」であるかもしれない。心地の良い「空間」というハード面にあるかもしれない。ソコは個々の薬局、薬剤師が、地域事情に応じて考えるところだ。

一方で、実は、行政側はすでにサービスという選択肢を用意しだしている。

厚労省が打ち出したサービスは、18年度調剤報酬改定に織り込まれている。例えば、「服用薬調整支援料」がそうだ。医師に対して、薬剤師が処方提案し、2種類以上のクスリを減らすことで算定できる技術料だが、これも立派なサービスと言える。なかなかハードルの高い技術料ではあるものの、患者からすれば薬剤師が自分の処方を考察したうえで医師と掛け合ってくれる姿は、プロフェッショナルなサービスに映るハズ。同様に、従来の医師に照会し処方変更した場合に加算する「重複投薬・相互作用等防止加算」や、医師からの要請を受け調剤後の適正使用を把握する「服薬情報等提供料」もプロとしてのサービスメニューと言える。どちらも点数アップされている。

薬局の選択は「立地」から「経済」へ、そして次のオプションとして「サービス」に移っている。患者は「サービス競争」という第三の選択肢を得て、薬局を選ぶ時代に入った。ただし、18年度改定の技術料は、行政が考えたサービスだ。また、改正薬機法における「薬局機能の評価」もサービス内容の提示だが、これもまた行政が提案したものだ。

分業は政策誘導によってココまで進んだ。しかし、誘導側の行政は相次ぐ薬局不祥事を目の当たりにして、薬局の適正数を念頭に置いた〝逆〟政策誘導に舵を切り、患者選択のサービスを提示している。そろそろ、薬局、薬剤師は、分業のメリットを打ち出したサービスを自分たちで考え、実践し、改良を重ね、創り上げる時期に来ている。それを評価するのは、技術料ではなく患者、市民だ。薬剤師には政策誘導から卒業する「覚悟」が求められている。

FOCUS

病　薬

対人業務へシフトした病薬

〝医薬分業〟もう一つの視点

髙塩　健一

病院薬剤師は、いまや多方面で活躍している。そのことは例えば、診療報酬算定要件の中に見てとれる。日本病院薬剤師会（以下、日病薬）がまとめた「平成30年度診療報酬改定における主要改定項目」を見ると、多くの医科診療報酬等の施設基準、あるいは算定要件として「薬剤師」が明記されている。昭和の終わり、あるいは平成の始まり頃には、考えられない業務、あるいは関与の仕方といえる。このように、病院薬剤師（以下、病薬）業務が大きく変貌した、その背景には「医薬分業」が大きく影響していると考える。病薬業務変遷と今後の展開の可能性、方向性を考えてみたい。

病薬業務の変遷～突きつけられた業務転換～

分業元年とされる1974（昭和49）年、当時の分業率は0・6％（院外処方箋枚数729万9505枚）であった。85（昭和60）年に医療法に初めて「薬局」の文言が盛り込まれ、同時に「医薬分業推進モデル地区事業」が始まる。この年は分業率9・3％（1億0616万枚）と漸く10％のステップが見え、医療機関から発行される院外処方箋枚数も1億枚を超えた。しかし、歩みは遅く当時の厚生省は89年、平成に入るとついに直轄の37国立病院に対し処方箋発行促進を指示する。

一方、診療（調剤）報酬上の手当としては、86年に薬局における「薬剤服用歴管理指導料」が新設され、薬歴管理の点数化が行われる。病院に対しては88年に「入院調剤技術基本料（薬剤管理指導料の前身）」が新設される。病薬に対する病棟業務推進の号砲といえる。まさに、いま振り返れば、対物業務から入院患者を中心に据えた対人業務へと〝緩やかな〟シフトチェンジが図られる礎になった出来事であった。

何故〝緩やかな〟と述べたかと言えば、この入院調剤技術基本料新設から10年経った98(平成10)年でも、その普及率は僅か16%程度と低迷していたからだ。98年の分業率は30%を超え、院外処方箋枚数も4億枚に達した状態。つまり、処方箋発行に踏み切る病院が続出していたにもかかわらずだ。分業の平均値が30%とはいえ、院外処方箋発行に踏み切った病院にとっては、実質的に雇用のための原資と言われた〝薬価差益〟が分業によって激減した。また、病薬業務の主体が院内調剤であり、そのほか病薬の業務に紐付く保険点数が殆ど無く、薬剤師の雇用が経営上大きな課題になってしまった。そこで薬剤師の員数規制を引き上げたい病院運営側と雇用を維持したい病薬側とが対立し、員数規制の問題が表面化した。当時、厚生省医療審議会では1948(昭和23)年に定められた医療法により「調剤数80又はその端数を増すごとに1」とされていた規定が、50年を経て審議の俎上に上がり、強硬な病院経営団体と日病薬とで2年に及ぶ厳しい折衝が行われた。

医療審議会薬剤師人員配置問題小委員会で、日病薬が主張する「入院患者50名に1人」

に対し、病院経営者団体側の「100床に1人」との主張が対立。結局、健康政策局提示の妥協案「70名に1人」を双方が呑み、小委員会を終了、98年10月7日の審議会本会議において、一般病院では「入院患者70名および処方箋75枚に薬剤師1人」と答申された。当時の日病薬会長の北澤式文氏（任期：98年4～11月）は、会員に向けて「答申内容は最低基準である」と強調、病棟業務を重視する意識転換を求めた。しかし、会員からの反発は強く、都道府県会長会の要求により翌11月に臨時代議員会が招集され、その席で不信任案が可決され、会長解任に追い込まれる事態にまで発展した。

結果的に、この苦い経験から、日病薬では病薬の独自フィー獲得に向け、まずは病薬業務の実態把握、つまり会員に対する調査・研究による病薬業務「見える化」に取り組むことになったといえよう。当時、北澤氏が京都で行った講演の内容を伝える薬事日報の記事（1998年11月13日）をみると、北澤氏は「日病薬の活動として今後、全国規模の調査・研究に取り組みたい（中略）長期投薬の影響、遅発性副作用、（中略）医薬品の品質・副作用・疫学に関する調査を実施したい（中略）調査方法としては、日病薬雑誌に専用の記入ページを設けて、会員がそこに書き込んで提出する形がいいのでは・・・」と語っており、まだまだ、調査方式も未確定であり、病薬業務を数値で示すには、ほど遠い状態であったようだが、この時あたりから病薬業務の実態把握が考えられていたことがうかがえる。

「薬剤管理指導業務」で道切り開き、足場作った「病棟薬剤業務実施加算」

病薬激動の時代を迎え、99年からは全田浩氏が会長を引き継ぎ、「薬あるところに薬剤師あり！」と、薬剤師業務展開に対する明確なコンセプトを打ち出し、就任早々の99年に、遅々として進まなかった「薬剤管理指導業務」の完全実施推進大会を東京で、翌年には大阪で開くなど、病薬業務に対する意識展開（改革）を推し進めた。

全田氏の任期は99年から2006（平成18）年3月末の8年間だった。この間、医薬分業は新たなステージに突入した。分業率は34・8％から55・8％へ、そして院外処方箋枚数は4・5億枚から6・6億枚へと大きく伸長した。全国平均値はともかく、いったん院外処方箋が発行されれば、その病院の薬剤師が生きる道は、〝調剤〟から病棟（入院患者）

業務へのシフトであった。薬剤管理指導業務が点数化されていたからだ。

そのなかで、日病薬は初めて全国規模の専門薬剤師制度の創設に取り組んだ。ちなみに、薬剤師を対象とした認定薬剤師制度を最初に作ったのは1995年の日本臨床薬理学会であった。本題の専門薬剤師制度は、02、03年頃から兵庫県や東京都など地方病薬が先行して立ち上げていた。薬事日報でもその動きは積極的に紹介したことを覚えている。そして、日病薬ではこの流れに背中を押された格好で04年から専門薬剤師制度の検討をスタート。05年度には、初の感染制御専門薬剤師制度がスタートした。

既に02年度診療報酬改定では、専任の薬剤師配置を条件に外来化学療法加算が新設されたこともあり、〝お墨付き〟制度の創設は時の流れに乗った。また、感染対策・褥瘡対策を実施していない施設では減算という方向性が示されたことも、専門薬剤師の育成と活用について、経営側の理解が得られやすい要因だったのかも知れない。

その後、病薬の姿を形作り、今日に至る大きな出来事となったのは、12（平成24）年に新設された「病棟薬剤業務実施加算」（入院基本料等への加算）を根拠とした多様な病棟業務展開であろう。この点数設定により病薬が〝物理的〟に病棟での居場所を得ることになった。これにより入院時（前）の持参薬チェック、さらに処方提案も行われるようになってきた。少し持ち上げれば、病薬は病棟に常駐するなかで、薬物療法の有効性と安全性の向上、医師等の負担軽減などを担うチーム医療に無くてはならない存在への進化を続けている。

また、病棟薬剤業務実施加算の新設に先立ち、厚生労働省医政局長通知「医療スタッフの協働・連携によるチーム医療の推進について」（10年4月30日付）が発出されている。広く薬剤師が実施できる業務が具体的に示された。時の日病薬会長は堀内龍也氏（任期：08年4月〜12年6月）で、堀内氏自身、薬剤師によるバイタルサインのチェック、フィジカルアセスメントに、積極的に取り組んできた実績もあり、その重要性をアピールしていた。同通知の薬剤師業務に関する解釈は〝薬剤師は患者に触れてはならぬ〟という呪縛から薬剤師を解放し、病棟（対人）業務の進化・深化に大きなインパクトを与えたといえる。病薬の動向を踏まえてか、薬局薬剤師の中でもフィジカルアセスメント、その後は薬剤師による「臨床推論」推進などの研修会が数多く開催されるなど、薬剤師の〝臨床〟に対する意識は高まっているように思う。

そしてもう一点、同通知で、薬剤師の臨床業務の多様化を後押したのが「薬剤の種類、投与量、投与方法、投与期間等の変更や検査のオーダーについて、医師・薬剤師等により事前に作成・合意されたプロトコールに基づき、専門的知見の活用を通じて、医師等と協働して実施すること」と記された点だ。この文言は日病薬が推奨するPBPM（Protocol Based Pharmacotherapy Management：プロトコールに基づく薬物治療管理）、という形で、徐々に全国的な広がりを見せている。実際、PBPMの一環として多様な取り組みが報告されているが、詳しくは他節に譲る。

なお、PBPMは当初、日本型CDTM（Collaborative Drug Therapy Management）という言われ方もされた。そもそもCDTMは米国や英国での取り組みであり、医師と薬剤師が特定患者の治療に関し契約を結び、権限を移譲するというもの。わが国とは、社会保障制度や文化的な違いから現時点では馴染みにくい。契約とそれに基づく権限移譲よりも、日病薬が推奨する事前合意に基づく〝協働〟が馴染みやすいだろう。

さて病棟薬剤業務実施加算については、新設された次の14年度改定で療養病棟、精神科病棟患者にも対象を広げた。16年改定では「病棟薬剤業務実施加算2」が新設され、その算定要件は「救命救急入院料、特定集中治療室管理料、脳卒中ケアユニット入院医療管理料（中略）総合周産期特定集中治療室管理料を算定する治療室において、病棟薬剤業務実施加算1と同様の病棟薬剤業務を実施していること」とされ、様々な病棟、治療領域における薬剤師の活躍を認めたものとなった。これまで各地で地道に積み重ねてきた活動が、業務として公認されたわけだ。

この16年度改定では併せて「薬剤総合評価調整加算」も新設された。退院時処方においてて薬剤を削減する薬学的管理に対する評価も加えられた。医療経済の観点からもポリファーマシー対策が求めており、「入院」という、その患者に必要な薬剤が出揃うタイミングで、薬剤師には広く「医薬品適正使用マネジメント」が期待されていると思う。敢えてマネジメントとしたのは、単に服薬数を減らすことが正解ではないが、退院後も入院前の〝ポリファーマシー状態〟に戻さないということが重要だと考えるからだ。そのためには病薬だけでなく、地域の保険薬局、かかりつけ薬剤師との連携が重要になるが、実際には、なかなか難しいことだとは思う。それでもポリファーマシーが患者さんのリスクを高め、ＱＯＬ低下を来すことを、「薬剤師」として見逃してはならない。

このような病薬に関わる動向をみるにつけ、昔、狭い意味での対物業務が中心であった病薬が、30年をかけて業務の大転換を図り、いまやあらゆる領域で活躍する状況になりつつある。20年ほど前に全田氏が、「薬あるところに薬剤師あり！」と、念仏のように唱えていたことが、いまは現実のものになろうとしていると感じる。

病院薬剤師の業務は、その程度の差はあるにせよ、病院全体へと業務・活動範囲が拡大したなかで、「その次」のステップとして、大きな意味での地域包括ケアシステムへの関与が考えられる。地域医療構想により、医療機関（病床）を高度急性期、急性期、回復期、慢性期の４つの機能へと分けられようとしている。患者はそのステージごとに、それらの〝機能〟に応じた受入施設で、あるいは在宅（居宅）で医療を受けることになる。従って、病薬業務もそれぞれの病院機能に応じた形へと進化していくものと思われる。

さて、機能分化が進むなかで、患者を施設に受け入れる際のポイントの一つは、直前の施設で必要な治療が終了しているか否か、薬剤師にとっては、退院時の薬物療法の状態で受け入れが可能か否か、になる。急性期と慢性期施設とでは診療報酬上〝使える医薬品〟は異なる。また、診療所による在宅医療でも保険上扱い可能な医薬品や機器も異なるという場面は少なくない。

ブツに関しては担当する薬局・薬剤師が適宜対応する必要があるが、そのための事前の情報共有があるかないかで患者・家族の療養環境は大きく影響をうける。場合によっては病院に戻らざるを得なくなる事態にも至る。これは在宅医療関係の学会やセッションでよく耳にする話だ。

まさに薬物療法における総合的マネジメント能力が求められる。例えば、高度急性期の患者を、その薬物療法が続く状態のまま、慢性期施設や在宅が受け入れることは難しい。受け入れ側は精査するためにも的確な情報を得る必要がある。そのためのコミュニケーション能力も相互に問われるだろう。また、患者さんの希望を前提に、急性期での薬物療法を「慢性期施設や在宅用に変換する」ことが可能か検討し、実現する上でも、総合的なマネジメント能力が必要になってくると思われる。

入院患者が介護施設等を含め在宅（居宅）に戻って医療を続ける場合、〝病床〟という常に医療に囲まれた特別な環境から、一転、〝生活の場〟へと大きく環境が変わることになる。ある在宅療養支援診療所に勤務する薬剤師さんの言葉を借りれば、「在宅医療とは100％薬物療法です」という。医療資源（人材）が殆ど無い、〝生活の場〟で唯一行われている医療が薬物療法である。逆にそうでなければ、在宅（居宅）療養は厳しいともいえる。

従って、入院と在宅とをきっちり「つなぐ」ことができる薬剤師がいなければ、患者の「自宅で過ごしたい」という望みは夢で終わる、といっても過言ではないと思う。院内ではもとより、病院間、病院・診療所間等々において、その環境に合った切れ目のない医療を提供するために、薬剤師という薬の専門職が、綿密に「つながる」ことはより重要になってくると思われる。

病薬の新たな展開に期待

少々乱暴だったが、病薬30年を振り返ってみた。現に認められている業務の多くは、かつては「活動」であった。病棟業務も一部の先駆者（一番バッター）が、病棟という〝先住民の住む世界〞に足を踏み入れ、本質的目標である医療の質・安全向上、そして先住民の〝負担〞軽減にも貢献するような活動を展開した。そういった軟硬取り混ぜた様々な手立て（コミュニケーション力とコーディネート力）を駆使して、院内業務として切り開いてきた。

平成30年度診療報酬改定では、新設された「抗菌薬適正使用支援加算100点」の施設基準に抗菌薬適正使用支援チームの一員として「3年以上病院勤務経験を持つ感染症診療にかかわる専任の薬剤師」が明記された。同様に「向精神薬調整連携加算」でも薬剤師に関与が求められている。「緩和ケア診療加算・外来緩和ケア管理料」の施設基準にもチームの一員として「緩和ケアの経験を有する薬剤師」が明記されている等々、多くの施設基準に「専任の薬剤師」「常勤薬剤師」といった文言で、薬剤師が明記されている。そして、いま、医師の働き方改革では医師の業務について具体的なタスクシフティングの検討も進んでいる。それだけに、ＰＢＰＭを含め、今後も様々な診療領域の医療チームの一員として入院患者、あるいは外来患者に向けた薬剤師の活躍が期待されているはずだ。

一方、院外に目を向けると地域包括ケアシステムのなかで、各医療提供施設間の機能分化・連携を図ることが求められているが、そのなかで病薬が活躍する姿は未だ見えてこない。しかし、例えば、在宅療養支援診療所に在籍する薬剤師は、地域のなかで新たな役割を見いだしつつあるようだ。在宅療養支援診療所の施設基準の人的要件は医師、看護師のみで、薬剤師は一言も触れられていない。当然、〝薬剤師フィー〟も一切無い。しかし、ある在宅療養支援診療所院長は「医療の質向上のため必要」とその専門性を評価し、「薬剤師外来」「診療陪席」「訪問診療同行」という臨床の第一線で薬剤師と協働している。

その診療所の薬剤師は、地域の基幹病院から在宅療養予定の患者を受け入れる際、チームの一員として医師や看護師らとともに病院でのカンファレンスに参加、病診連携を薬物療法の面で支えている。在宅医療においては、訪問診療に同行し在宅患者の薬学的管理を実践、そして、その患者のかかりつけ薬局・薬剤師との連携を支えている。「最後は自宅で過ごしたい」と願う患者・家族を支えている。

前述の薬剤師の言葉「在宅医療とは１００％薬物療法です」というように、薬物療法の専門職が直接的にも間接的にも必要とされる場面は多いはずだ。そういう薬剤師の「活動」が、他の医療職の評価を得た上で、一部とはいえ、着実に展開しつつあるように思う。いつか新たな「業務」へと花開くはずだ。何故なら、必要とされるプロフェッショナルの仕事だからだ。

参考
日病薬創立五十周年史：日本病院薬剤師会
ファルマシア：日本薬学会　Vol. 52　No. 4　2016
日本病院薬剤師会「地域医療連携実例集」　vol 1, 2

わが国初の〝敷地内薬局〟!?

わが国の薬学教育発祥の地は、ご存じだとは思うが「東大」である。明治6（1873）年、5年制の医学部製薬学科としてスタートした。これは当時の医師教育と同じ修学年限であった。定員20人に対し9人が入学したそうだ。一方、東大病院薬剤部の沿革だが、明治の終わり、病院敷地内の龍岡門付近には、独立建物の「模範薬局」(明治44年竣工）が設置されていた。

当時の「模範薬局」の理念は、「薬剤師は単なる処方調剤の任務にとどまらず、積極的に処方箋を確認して、医師に助言できる見識を持ち、薬品の安全性を確保するためには、品質試験を行い、適正な薬品管理、貯蔵の責任を果たす一方、外国文献を参照して、学術の進歩を図らねばならない」とされた。薬局内部には調剤室、薬品試験室、図書館、実習室、講堂が整備され、薬局設備がこの理念に対応していたことが分かる。

さて、東大病院薬剤部ＨＰにその変遷が載っている。東大病院では明治29（１８９６）年、「医院制度の改正で施療が原則となったことに伴って、予算以外の私費患者に対する医薬分業が導入された。」とある。今から１２０年以上も前に医薬分業が導入されていた。さらに「明治41（１９０６）年6月帝国大学官制により、薬局が名文化された。薬局は、医科大学附属医院とは独立し、薬局長は総長の直接監督下に置かれ、大学附属機関の一つとされた」という。つまり病院（院長）の命令系統とは別の組織として存在した。しかし、その後、終戦を経た昭和22（１９４７）年、「薬局は、医療法の施行と共に、病院長の下に病院の一翼としてその務めを果たすこととなった」。現在の病院薬剤部（病院の一部門）になったわけだ。

参考資料等
東大病院薬剤部ＨＰ　薬剤部の沿革
http://www.pharma-umin.net/guide_history.html

日病薬・病薬をとりまく現状と課題

望まれる多様な〝医療連携〟

上野　敬人

人生100年時代を見据えた社会の実現、どこに住んでいても適切な医療・介護を安心して受けられる社会の実現（＝地域包括ケアシステムの構築）、制度（医療制度、介護制度等）の安定性・持続可能性の確保と医療・介護現場の新たな働き方の推進――といった基本認識に基づき、2018（平成30）年春に診療報酬と介護報酬の同時改定が行われた。改定の基本的視点と具体的方向性は、①地域包括ケアシステムの構築と医療機能の分化・強化、連携の推進、②新しいニーズにも対応でき、安心・安全で納得できる質の高い医療の実現・充実、③医療従事者の負担軽減、働き方改革の推進、④効率化・適正化を通じた制度の安全性・持続可能性の向上——である。

18年12月には厚生科学審議会医薬品医療機器制度部会が、「薬機法等制度改正に関するとりまとめ」を公表した。これは平成25年に安全対策の強化や医薬品販売規制の見直し等を行った薬機法改正法の附則で施行後5年を目途に制度の見直しを行うとされていることからまとめられたもので、特に法改正などの制度改正が必要と考えられる事項を中心にまとめられている。

このなかで「薬剤師・薬局のあり方」の一つとして「薬剤師は、調剤時のみならず医薬品の服用期間を通じて、服薬状況の把握（服薬アドヒアランスや有効性の確認、薬物有害事象の発見等）による薬学的管理を継続的に実施し、必要に応じて、患者に対する情報提供や薬学的知見に基づく指導を行うほか、それらの情報を、かかりつけ医・かかりつけ歯科医に提供することはもちろん、他の職種や関係機関と共有することが更に必要となる」ということが示された。具体的な薬剤師業務のディテールにまで踏み込んだ内容である。

薬物療法を必要とする患者は、入院中であってもなくても、在宅（自宅や施設等）でも薬を飲み続けることになる。この「とりまとめ」では、「医薬品の服用期間を通じて」薬剤師が継続して薬学的知見に基づく指導等を実施することを求めている。「薬剤師の仕事は薬を出して終わりではない」と言われ続けてきた。それがついに薬機法改正案に具体的に書き込まれることとなった。「薬剤師が、調剤時に限らず、必要に応じて患者の薬剤の使用状況の把握や服薬指導を行う義務」（厚労省資料）が法制化されることになるのである。薬剤師の自主性に任せてはおけないと判断されてしまったということだろう。

わが国は、世界に例をみないスピードで「少子高齢社会」へと移行している。社会構造そのものが未知の領域に向かう中、医療を取り巻く情勢も変化し続けている。目前の課題である地域包括ケアシステムの構築においては、患者が居る場所に関わりなく、薬剤師による切れ目ない安心・安全な薬物療法の提供が必要である。そのためには、薬局薬剤師と病院薬剤師の「薬薬連携」「医療連携」を構築していく必要がある。

医療連携推進に向けて事業展開

日本病院薬剤師会（日病薬）の木平健治会長は２０１９（平成31）年2月23日に開催した第58回臨時総会で、「地域包括ケアシステムの構築は、それぞれの地域の特性を活かしながら進められている。病院薬剤師は医療機関内にとどまらず、地域における薬の専門職として責任ある立場から、シームレスな薬学的管理指導を行うために、保険薬局の薬剤師はもとより、各地域の多職種との医療連携を一層充実して、患者からの期待に応えていくことが重要」と述べ、地域包括ケアシステムにおける医療連携の重要性を訴えた。

また、木平会長は同年6月15日の第59回通常総会でも、「医療連携のもと、患者の服薬状況等を一元的・継続的に把握し、最適な薬学的管理やそれに基づく指導が求められている。そのために、病院薬剤師には薬の専門職として、積極的な処方提案や、医薬品の適正使用の推進など院内業務の充実に加え、各地域の特性に応じた医療連携を推進し、シームレスで安心・安全な薬物療法を提供することで、患者の期待に応えていくことが重要だ」と、改めて医療連携の重要性を強調した。

日病薬ではこの「医療連携」に注目しており、2016（平成28）年度に、木平会長の肝煎りで「地域医療検討特別委員会（現・地域医療委員会）」を立ち上げた。そして病院薬剤師の活動に焦点を当てつつ、会員施設にとって参考になるような地域医療連携推進のための実例集（「地域医療連携実例集」）作りを始めた。まず同委員会で事前に情報収集し、取材先の医療機関を決める。そしてその医療機関の長、薬剤部長等と交渉し、スケジュール調整を経て、担当委員が現地で取材して取組事例をまとめる。その地域医療に対する薬剤部門の取組はウェブで公開され、会員間で情報共有できる。

実例集の第1巻は5施設での取組を掲載し、18年6月に日病薬ホームページ上で公開された。第2巻は、震災をきっかけに地域が一つになった事例や長い年月をかけて醸成された信頼関係に基づく連携をさらに発展させた事例、薬剤師同士だけでなく多職種とともに連携を進めた事例など5施設の取組事例を載せて19年6月に公開された。なお、取材・制作等には薬事日報社と薬事新報社が協力している。

実例集を作るということは、日病薬としても「医療連携」はまだ模索段階にあるということだ。しかし、当然ながら地域事情により医療連携のあり方は様々で、「これが正解」

という一つの答えが存在するわけでもない。「地域医療連携実例集」の作成は、各地域の実例を紹介することで、「参考にできるところは参考にして、皆で医療連携を進めていきましょう！」とのメッセージといえよう。

実例集に登場する医療機関の「医療連携」のあり方は、都市部なのか地方なのかといった医療機関の立地、あるいは地域基幹病院であるのか否か、地域における個々の機能や役割など医療機関の種類によっても様々だ。しかし、共通しているのは、それぞれの〝台所事情〟に合わせ、関係者が皆で英知を絞り出している点だ。地域の患者のために医療機関、病院薬剤師として、切れ目のない安心・安全な薬物療法、さらには療養環境を、できるだけスムーズに提供していきたいという思いが根底に流れているように思う。

連携とは、当然のことながら相手があって成り立つもの。それぞれの事情もあり、連携体制を組むに至るまでには紆余曲折があったことだろう。各事例とも最初から今のような医療連携体制が築かれていたわけではなく、今に至るまでには大変な苦労があったことがうかがえる。実例集には、そのような経験を踏まえた、連携体制構築に取り組む上でのアドバイスも盛り込まれている。これから地域薬局との薬薬連携、急性期と回復期との連携、地域全体を巻き込んだ連携などを推進していきたいと検討している方々にとって、多くの情報が得られると思われる。是非、一読いただきたい。

次年度改定要望に〝医療連携〟盛り込む

日病薬は2019（平成31）年度事業計画のなかで、「病棟業務に加えて、入退院支援業務の充実や新たな外来業務の展開が期待されており、薬剤師の活動の幅は益々拡がりを見せている」、「特定機能病院の医療安全管理部門には薬剤師の専従が義務付けられるなど、医療安全における薬剤師の責任と役割は重くなっている。一方で、医薬品に関わる重大な事故が発生している。薬剤師として常に医療安全や医療の質の向上に貢献することを念頭に置き、正確な調剤はもとより、病棟薬剤業務の充実を図り、医薬品の適正使用の推進、積極的な処方提案など様々な業務を進めることが求められる」とし、それらの新たな展開、業務実施の基礎となる20（令和2）年度診療報酬改定における重点要望事項6項目（図表1）と一般要望事項12項目（図表2）をとりまとめた。

図表1　令和2年度診療報酬改定　重点要望事項（日病薬）

①地域連携に関する評価
・病棟薬剤業務実施加算の算定対象の拡大
（回復期リハビリテーション病棟、地域包括ケア病棟、有床診療所）
・薬剤管理指導料・退院時薬剤情報管理指導料の出来高払いへの移行
（回復期リハビリテーション病棟、地域包括ケア病棟）
・薬剤総合評価調整加算の連携管理加算の新設
・退院時薬剤情報管理指導料に地域連携に関する加算の新設
②働き方改革に関する要望
・薬剤管理指導料の施設基準の要件緩和
・特定薬剤副作用評価加算における薬剤師の評価
③抗菌薬適正使用支援加算の施設基準の要件緩和
④薬剤師の外来業務に関する評価
⑤病棟薬剤業務実施加算1（療養・精神病棟）の8週制限の緩和
⑥周術期におけるチーム医療の評価

重点要望事項の第一が「地域連携に関する評価」である。このなかでは具体的に、病棟薬剤業務実施加算の算定対象を、回復期リハビリテーション病棟と地域包括ケア病棟、そして有床診療所に拡大するよう要望している。この要望が実現すれば病棟薬剤業務がほとんどの病棟に行き渡ることになり、様々な規模・機能の病棟において病棟薬剤業務が展開され、病薬全体としての存在感も高まるであろう。

また、日病薬現執行部が強調してきた「地域連携の推進」に関係する重要な要望が「薬剤総合評価調整加算の連携管理

図表2　令和2年度診療報酬改定　一般要望事項（日病薬）

①バイオ後続品の使用体制に関する評価
②特定薬剤治療管理料1の算定要件の見直し
③認知症治療における薬剤師の評価
④褥瘡治療に関する薬剤師の評価
⑤無菌製剤処理料の施設基準の要件緩和
⑥PET検査における薬剤師の評価
⑦放射性医薬品安全管理加算の新設
⑧がん患者指導管理料ハの回数制限の緩和
⑨精神疾患患者に対する訪問薬剤管理指導の評価
⑩糖尿病透析予防指導における薬剤師の評価
⑪集団薬剤管理指導料の新設
⑫麻薬、向精神薬、覚せい剤原料又は毒薬調剤加算の増点

加算の新設」と「退院時薬剤管理指導料に地域連携に関する加算の新設」の要望である。シームレスな医療提供体制を構築するためには医療機関同士の連携、医療機関と介護保険施設や保険薬局との連携を図ることが重要だ。

「薬剤総合評価調整加算の連携管理加算（新設）」は、薬剤総合評価調整管理料の連携管理加算と同様に、処方内容の調整に当たって、他医療機関または保険薬局に対して照会、または情報提供を行った場合に評価を求めるもの。患者が複数の医療機関を受診することで、服用薬剤数は多くなる傾向にあり、類似薬や相互作用といった有害事象のリスク増加や、服薬アドヒアランスの低下などの問題が発生する。そこで、入院時に他の医療機関や保険薬局に処方内容を照会することは、処方内容の見直しの契機となる。

「地域連携に関する評価」の四つ目「退院時薬剤管理指導料に地域連携に関する加算（新設）」は、退院時薬剤情報管理指導料に、他の医療機関、保険薬局等に患者のアドヒアランスや入院中の薬物療法に関する詳細な情報を提供した場合の評価を求めたものである。現在の退院時薬剤情報管理指導料の算定要件では、概ね退院1週間以内に使用した薬剤および入院中に副作用が発現した薬剤と副作用の概要と措置を記載することになっている。いわば退院直前の限られた情報提供といえる。そこで、新たに入院中に処方変更・中止となった理由・日時や投与間隔に注意が必要な薬剤の最終服用日、治療効果・副作用確認のために必要な検査値の記載など、入院中の薬物療法の経過が分かる情報をさらに提供することで、退院及び転院後の在宅や医療機関での安心・安全な医療提供につなげようとするものである。

新たなフィーをきっかけに、新たな病薬の「業務」「連携システム」が確立され、地域全体での薬物療法の安心・安全を確保、推進することにつながると期待される。是非、その成果をエビデンスとして上げ、さらなる医療連携充実につなげてもらいたい。

"0402通知"

2019（平成31）年4月2日、厚生労働省医薬・生活衛生局は総務課長名で「調剤業務のあり方について」を通知した。薬剤師以外の者に実施させることが可能な業務の基本的考え方を示したいわゆる0402通知だ。その下地の一つとして、16（平成28）年度の厚生労働科学特別研究事業「かかりつけ薬剤師の本質的業務と機能強化のための調査研究」（17（平成29）年7月4日報告書公開）がある。

この研究は、「薬局における薬剤師の業務について、従来の対物業務を中心としたものから、患者が医薬分業のメリットを実感できる対人業務中心のものへとシフトするためには、薬剤師の本質的な業務が何かを整理することが重要である」との認識のもと、「薬剤師の業務のうち、薬局において、かかりつけ薬剤師が実施すべき本質的業務の内容、薬学的管理・指導の質を向上させるための方策等について整理を行うとともに、対人業務の推進に向けた課題を検討することを目的」として実施されたものである。報告書には様々な内容が特徴ある表現で記述されているのでまとめるのは難しいが、次の記述がある。

・「（薬剤師の）独占業務である調剤については、当然に薬剤師自らが責任を持って実施しなければならない」

・「独占業務以外の薬剤師に行うことを義務付けている業務については、当該行為そのもの（例えば、薬に関する情報の提供等）を薬剤師以外の者に行わせることは可能との解釈をとり得るが、独占業務である「調剤」に伴い薬剤師に義務として求められている場合については、やはり調剤の実施者である薬剤師自らが責任を持って実施しなければその義務を果たしたことにはならないと考えられる」

・「薬袋の作成や処方箋に基づき錠剤やカプセル剤などを取り揃える計数調剤（麻薬等の薬剤師のみが扱うべき薬剤は除く）は、薬剤師の業務ではあるが、薬剤師の目が確実に届く範囲であれば、機器や薬剤師以外の者に実施させることはあり得ると考えられる」

「0402通知」は、この報告書の考え方を含め、これまで厚労省として示していた見解を整理して示したものである。薬剤師の指示を前提とし、①薬剤師の目が現実に届く限度の場所で実施されること、②薬剤師の薬学的知見も踏まえ、処方箋に基づいて調剤した薬剤の品質等に影響がなく、結果として調剤した薬剤を服用する患者に危害の及ぶことがないこと、③業務を行う者が、判断を加える余地に乏しい単純な機械的作業であること――のいずれも満たす業務であれば、薬剤師以外の者が実施することは「差し支えない」としている。この場合の具体的業務としては、PTPシートなどに包装されたままの医薬品を取り揃える行為や監査の前に行う一包化した薬剤の数量確認行為が例示されている。

一方、「軟膏剤、水剤、散剤等を計量、混合する行為は、たとえ薬剤師による途中の確認行為があったとしても、引き続き、薬剤師法第19条に違反すること」と、計量、混合については、「薬剤師以外の者による行為」は認められないことが明記された。薬剤師法第19条は、薬剤師でない者の調剤を原則禁止した規定である。

また、調剤に該当しない行為としては、「納品された医薬品を調剤室内の棚に納める行為」、「調剤済みの薬剤を患者のお薬カレンダーや院内の配薬カート等へ入れる為、電子画像を用いてお薬カレンダーを確認する行為」、「薬局において調剤に必要な医薬品の在庫がなく、卸売販売業者等から取り寄せた場合等に、先に服薬指導等を薬剤師が行った上で、患者の居宅等に調剤した薬剤を郵送等する行為」が例示されている。

望まれるもう一歩先の探求

０４０２通知では、前述したＰＴＰシートなどに包装されたままの医薬品を取り揃える行為や一包化薬剤の数量確認行為など三つの条件いずれも満たせば薬剤師以外の者が行っても差し支えないとされる具体的な業務に関しては、「有識者の意見を聴きつつ更に整理を行い、別途通知することとしている」とある。

日病薬では、この「別途通知」される次の通知が出てくる前に会としての考え方を整理するため、新たに「病院診療所薬剤師業務のあり方に関する検討会」（委員長：眞野成康日病薬常務理事）を設置、４月13日付で木平日病薬会長が同検討会に調剤業務のあり方について諮問した。主な検討テーマは、①調剤の概念、②補助者（薬剤助手等）の業務範囲、③補助者に必要な研修の実施。

その後、６月に開かれた日病薬総会で、眞野常務理事は０４０２通知について「日病薬として、どのような考え方で対応していくか、共通認識を持っておく必要がある」と説明した。有識者としての見解を次の通知に反映させたいという思いがうかがえる。

答申は、7月11日にまとまり、日病薬ホームページ等で公表された。「調剤の概念」については、「薬剤の調製」を意味する〝狭義の調剤〟から、「処方箋の確認から薬剤の調製、薬の適正使用に資する服薬指導、効果や副作用のモニタリング・評価、処方提案にいたる薬物療法の一連の流れ（医薬品適正使用サイクル）」を意味する、〝広義の調剤〟まで幅広い概念が存在するが、日病薬では〝広義の調剤〟をもって調剤の概念としており、その考え方を変更する必要性はない――とした。一方で「調剤の概念や調剤業務のあり方を考えるとき、今後の医療や科学の進歩等に応じて、薬剤師が専門性を発揮すべき業務はさらに拡がりを見せるなど、変化していくものと捉えるべきである」と、調剤の概念が拡がると言っているわけではないが、薬剤師としての業務は拡がっていくと考えなければならないとの認識を示している。

薬剤師以外の者の業務範囲については、0402通知が示す「調剤に関する一連の業務は、本来すべて薬剤師が実施するべきものであるが、（中略）薬剤師の責任のもと、医療安全等を十分に配慮し、検証と再現ができる形で、調剤業務の一部を、やむを得ず薬剤師以外の者に補助させることは可能」とした。

また、薬剤師以外の者に業務の一部を実施させる場合は、「予め業務手順書等を定め、薬剤師以外の者が薬学的な判断を加える余地が無いように配慮すべき」とした。病院・薬剤部においては、薬剤師以外の者に業務を担わせる際に、施設ごとにいわゆる業務手順書を作成しているケースも多いという。このような取り組み、体制作りは保険薬局でも利用できるだろう。

薬剤師以外の者に対する必要な研修の実施については、「各医療機関の実情に合わせて、所属する薬剤師の責任において個別に検討するもの」とし、現時点では具体的に示さないこととした。なお、日病薬執行部は、「薬剤師以外の者の業務範囲や研修内容については、病院の機能や規模により、どのような業務を行っているかによって異なるため、個別具体的に挙げるのは難しい」としている。

病薬業務は、病棟薬剤業務を中心にしつつ、緩和ケア、精神科リエゾン、栄養サポート、医療安全、感染防止、認知症ケア、外来化学療法など、多岐にわたる医科診療関連業務へと広がっている。病薬では薬剤師不足を背景に〝調剤補助者〟〝薬剤助手〟など多様な名称の「薬剤師以外の者」を雇い、彼らが薬剤師の指示のもと、〝調剤関連作業〟を担ってきた実態もある。また、施設によっては機械化、自動化を進めている。その〝余力〟が各種の病棟業務等に振り向けられ、現在のような〝臨床薬剤師〟としての業務が支えられてきた面もある。

「薬剤師以外の者」との協働経験が長いのは病院薬剤師である。それだけに、各施設で薬剤師以外の者が必要となったきっかけや補助業務の内容・範囲は異なっているとはいえ、薬剤師以外の者との協働経験をもつ会員集団の日病薬が「調剤業務のあり方」に関する統合的な羅針盤を示すものと期待していた。しかし、答申内容を見る限り、余り踏み込んだ内容は示されず、０４０２通知の記載内容を支持するにとどまった印象ではある。具体的な業務内容も、判断は各医療機関に委ねられた。

日病薬では、少なくとも、薬剤部門で「薬剤師以外の者」を何人雇っているかについて、同会の通常調査の項目に加えて調べる方針だという。さらに踏み込んだ実態調査や研修事例などのデータ収集を行い、病薬が先駆的に取り組んできた薬剤師以外の者との協働の在り方について、方向性を示すことを期待したい。

参考文献等

日本病院薬剤師会　第58回臨時総会資料
２０１６年度厚生労働科学特別研究事業「かかりつけ薬剤師の本質的業務と機能強化のための調査研究」報告書
日本病院薬剤師会　第59回通常総会資料
日本病院薬剤師会「地域医療連携実例集（Vol. 2）」ＵＲＬ：http://www.jshp.or.jp/cont/19/0610-1.html

PBPMという〝新たな〟潮流

活動から業務へ、広がる領域と深度

上野　敬人

薬剤師の新たな業務展開の可能性を表す言葉として、昨今注目を浴びているのがPBPM（Protocol Based Pharmacotherapy Management：プロトコールに基づく薬物治療管理）である。PBPMは、当初は日本型（版）CDTMと言われたように、1960年代の米国で生まれたCDTM（Collaborative Drug Therapy Management：共同薬物治療管理）などを参考に考えられたものである。

CDTMは、1997年頃は全米の28％の州で行われていた程度であったが、2015

年にはその割合は94％にまで増加したという。ＣＤＴＭを実施するには、特定のプロトコールを作成し、医師と薬剤師とが契約を結ぶ必要がある。この場合のプロトコールとは、「一定の条件下で、薬剤師に処方権を移譲することを文書化した計画」とされており、いまの日本の医師や薬剤師にとってはかなり刺激的なものに見えるだろう。

米国で実施されているＣＤＴＭの代表的な業務の一つとして保険薬局での「予防接種」が知られている。この業務を行うためには、米国薬剤師教育協議会（ＡＣＰＥ）が認定する研修プログラムを受講することが必要である。米国では、インフルエンザワクチンをはじめとする成人に対する多種類の予防接種は、一般的に地域薬局で実施されている。ただし、小児については病院あるいは診療所で、医師の診察の後に接種を受けるというスタイルが一般的であるという。

「薬剤師が担うチーム医療と地域医療の調査とアウトカムの評価研究」（平成26～28年度、厚生労働科学研究費補助金事業）のチーム医療推進分担研究班による「プロトコールに基づく薬物治療管理（ＰＢＰＭ）導入マニュアル」に、保険薬局における予防接種など米国における共同薬物治療管理のプロトコール例が図表１のようにまとめられている。米国で

図表1　米国のプロトコール例

環境	分類	プロトコール・対象薬剤名	説明
保険薬局	予防接種	インフルエンザワクチン 肺炎球菌ワクチン A型肝炎ワクチン B型肝炎ワクチン 帯状疱疹／水痘ワクチン	予防接種を行う薬剤師は、緊急時の対応等、定められた研修を修了する必要がある。
薬剤師外来	高血圧管理	高血圧モニタリングプロトコール	降圧薬の副作用モニタリングに必要な検査のオーダー、降圧薬の開始、変更、投与量調節等。
	抗凝固薬管理	ワルファリンプロトコール	INR値の検査オーダー、ワルファリンの投与量調節等。
	喘息管理	吸入薬プロトコール	患者の喘息コントロールの状況を確認し、薬剤師が吸入薬の種類と投与量を決定･変更する等。
	HIV管理	HIV薬管理プロトコール	CD4やウイルス量の検査オーダー、CD4値による日和見感染予防薬の投与開始・中止等。
病院薬局	①同効薬スイッチ	ACE阻害薬代替プロトコール ARB代替プロトコール スタチン代替プロトコール	院内未採用の薬剤が処方された際に、院内採用の薬剤に処方変更する。
	②投与量・投与日数の決定、薬剤変更およびモニタリング	ヘパリンプロトコール アミオダロンプロトコール 制吐薬プロトコール	薬の開始・処方・投与量変更、モニタリング。
	③腎機能障害時の投与量・用法変更	左に同じ	患者の腎機能に基づき、用法・用量を変更。
	④医薬品適正使用モニタリング	フェンタニルパッチ、 エポエチンアルファ	警告（black box warning）のある薬剤について、適正使用を確認する。
	⑤注射剤から経口剤へのスイッチ療法（IV/POスイッチ）	左に同じ	プロトコールで定められた基準により、該当患者の処方のみ、注射剤から経口剤への変更が可能。
	⑥プロトコールによる投与設計およびモニタリング（薬剤師が処方設計）	TPN、バンコマイシン、アミノグリコシド系抗菌薬、フェニトイン、ワルファリン	プロトコールに従い、薬剤師が臨床検査値のオーダーや投与設計をすることが可能。

（プロトコールに基づく薬物治療管理（PBPM）導入マニュアル「各論８」より／一部改変）

は、薬局薬剤師がより医療に近いところに位置しているようだ。ただし、州によってCDTMを実施できる環境や薬剤師に認められている仕事内容は異なっている。

米国では過疎地域での医療提供、医師不足の解消などを目的に導入されたCDTMは効果をあげたが、日本では、薬剤師の処方権や独断で検査オーダを入れることなどは認められていない。かたちはどうあれ、米国では地域医療を維持するために、薬局・薬剤師が〝チーム医療〟の一員としての業務を実践している。

薬剤師を積極的に活用することが可能な業務

日本でも薬剤師が病院内、さらには地域におけるチーム医療の一員として、その専門性を発揮することが望まれている。この数年来、行政が発出する通知や報告書などからも明らかだ。遡ること2010（平成22）年4月30日、厚生労働省医政局長通知（医政発0430第1号）「医療スタッフの協働・連携によるチーム医療の推進について」が発出された。この通知により、薬剤師、リハビリテーション関係職種、管理栄養士、臨床工学技士、診療放射線技師など医師以外の医療スタッフが、医師法、保険医療機関及び保険医療養担当規則に抵触することなく実施できる業務が明示された。このうち「薬剤師を積極的に活用することが可能な業務」については図表2のように9項目が示されている。

最初に「①薬剤の種類、投与量、投与方法、投与期間等の変更や検査のオーダについて、医師・薬剤師等により事前に作成・合意されたプロトコールに基づき、専門的知見の活用を通じて、医師等と協働して実施すること」とある。ここでいう「プロトコール」は、「医師等と協働して実施する」と記されていることからも分かるように、米国のCDTMにおける「処方権を委譲」するようなプロトコールとは意味が異なる。

この通知が発出される以前から「CDTM」の考え方は日本国内でも知られるところとなっていたが、この通知を機にCDTMが改めて注目を浴びるようになった。「プロトコールに基づき……医師等と協働して」という文言があったためだろうか。「日本型（版）CDTM」という言い方でその導入を模索する動きもあったが、日本と米国では事情が異なり、CDTMをそのまま日本に導入することはできない。法的な問題からも装いを変える必要があった。そこで日本病院薬剤師会（日病薬）がCDTMに代わるものとして考えた

図表２　薬剤師を積極的に活用することが可能な業務

以下に掲げる業務については、現行制度の下において薬剤師が実施することができることから、薬剤師を積極的に活用することが望まれる。

① 薬剤の種類、投与量、投与方法、投与期間等の変更や検査のオーダについて、医師・薬剤師等により事前に作成・合意されたプロトコールに基づき、専門的知見の活用を通じて、医師等と協働して実施すること。

② 薬剤選択、投与量、投与方法、投与期間等について、医師に対し、積極的に処方を提案すること。

③ 薬物療法を受けている患者（在宅の患者を含む。）に対し、薬学的管理（患者の副作用の状況の把握、服薬指導等）を行うこと。

④ 薬物の血中濃度や副作用のモニタリング等に基づき、副作用の発現状況や有効性の確認を行うとともに、医師に対し、必要に応じて薬剤の変更等を提案すること。

⑤ 薬物療法の経過等を確認した上で、医師に対し、前回の処方内容と同一の内容の処方を提案すること。

⑥ 外来化学療法を受けている患者に対し、医師等と協働してインフォームドコンセントを実施するとともに、薬学的管理を行うこと。

⑦ 入院患者の持参薬の内容を確認した上で、医師に対し、服薬計画を提案するなど、当該患者に対する薬学的管理を行うこと。

⑧ 定期的に患者の副作用の発現状況の確認等を行うため、処方内容を分割して調剤すること。

⑨ 抗がん剤等の適切な無菌調製を行うこと。

（医政発0430第１号より）

のがＰＢＰＭである。ここに、医師との協働により実施する、プロトコールに基づく共同薬物治療管理という新たな「病薬業務」が生まれることになる。

日病薬は２０１５（平成27）年10月に、都道府県の病院薬剤師会会長が一堂に会する地方連絡協議会の中で「プロトコールに基づく薬物治療管理（ＰＢＰＭ）の円滑な進め方と具体的実践事例」を示した。このなかでＰＢＰＭを「薬剤の種類、投与量、投与方法、投与期間等の変更や検査のオーダについて、医師・薬剤師等により事前に作成・合意されたプロトコールに基づき、専門的知見の活用を通じて、医師等と協働して実施すること」と定義した。また、ＰＢＰＭを実施する際には、医師との関係性、関係法令を理解した上で実施するよう求めた。「契約による権限委譲」とは、それほどナーバスな問題である。

いまだにＣＤＴＭによる「処方権の獲得」を目指す向きもあるが、ＰＢＰＭの定義づけにより、あらぬ反発を買い、圧力が強まることを避けることができたのではなかろうか。各医療機関において医師と薬剤師とが協働し、より適切な薬物療法が実施され、かつ実績が上がることを期待したい。

PBPMの導入で医療安全に貢献

2016（平成28）年3月末付けで、「プロトコールに基づく薬物治療管理（PBPM）の円滑な進め方と具体的実践事例（バージョン1）」が日病薬より公表された。内容は、1．はじめに、2．PBPM実施の範囲、3．病院運用と院内コンセンサス形成の標準的フロー、4．プロトコール、5．まとめ、6．具体的実践事例——で構成されている。この「具体的実践事例」では、①がん化学療法への関与、②感染制御への関与、③周術期への関与、④その他——の各領域における21種類のプロトコールが示されている（図表3）。

一方、日本医療薬学会もほぼ同時期に日病薬、日本薬剤師会（日薬）の協力のもと、「プロトコールに基づく薬物治療管理（PBPM）導入マニュアル（バージョン1）」（16年3月26日付）を公表した。これは、13（平成25）年度厚生労働科学研究費補助金の研究事業として実施された「薬剤師が担うチーム医療と地域医療の調査とアウトカムの評価研究」（研究代表者：安原眞人＝日本医療薬学会会頭、当時）の成果物である。

このPBPM導入マニュアルは、薬剤師を活用したチーム医療を実践する手助けとなる

図表3　PBPMの具体的実践事例

①がん化学療法への関与
　がん化学療法の領域における処方オーダ入力プロトコール
　がん化学療法実施プロトコール
　外来麻薬初回導入支援プロトコール
　外来化学療法副作用対策支援プロトコール
　化学療法により発症するＢ型肝炎対策支援プロトコール
②感染制御への関与
　感染症治療支援プロトコール　Severe Sepsis/Septic Shock
　　　　　　〃　　　　　　　　部位別感染症
　感染症性DIC治療支援プロトコール
　抗MRSA薬選択支援プロトコール
　抗MRSA薬処方支援（TDM）プロトコール
③周術期への関与
　入院前術前中止薬確認支援プロトコール
　周術期の抗血栓薬管理支援プロトコール
　整形外科術後抗血栓薬再開プロトコール
④その他
　妊婦・授乳婦に対する処方支援プロトコール
　入院時持参薬処方支援プロトコール
　ワルファリンコントロール（WF）プロトコール
　精神科外来における特定薬剤副作用評価（DIEPSS）プロトコール
　川崎病急性期治療支援プロトコール
　転倒・転落防止、睡眠剤選択プロトコール
　人工呼吸管理のための鎮痛鎮静薬処方支援プロトコール
　口腔粘膜吸収速放型オピオイドレスキュー製剤導入プロトコール

ように取りまとめられたもので、総論で学術的にＰＢＰＭの標準的な手順や必要項目を明らかにし、各論で代表的事例を示すという構成になっている。事例の多くは病院での取り組みだが、保険薬局の事例も一部紹介されており、今後の地域への広がりも期待される。

図表４はマニュアルの総論で示されている「日病薬に報告されたＰＢＰＭの事例」、図表５は同じく総論にある「エンドポイント別のＰＢＰＭの事例」である。

図表４は、例えば、「処方監査と入力支援（負担軽減）」という課題・テーマに対する解決策が、「入院患者の定期処方の入力支援」や「入院患者の処方の疑義照会結果の入力支援」、「持参薬の監査と処方入力支援」というＰＢＰＭであると読む。院内でどういう課題が抽出され、薬剤師がどのような形で医師を始めとする多職種と協働できるのかといったことがうかがえる。これからＰＢＰＭに取り組む際の参考になるだろう。

医療レベルの高度化を踏まえ、時代とともに患者・家族の要望も多様化しており、医療提供側でも何を対象にし、何をエンドポイントにするか一概には決めかねる状況にあるだろう。図表５は、医療安全、適正使用、医療の質という観点から分類した、「副作用の早期発見」、「腎機能に基づく投与量調節」、「副作用防止」、「抗がん薬投与前の劇症肝炎予防」、

図表4　日病薬に報告されたPBPMの事例

≪処方監査と入力支援（負担軽減）≫
・入院患者の定期処方の入力支援（筑波大学病院など）
・入院患者の処方の疑義照会結果の入力支援（徳島大学病院など）
・持参薬の監査と処方入力支援（大分大学病院など）

≪検査オーダと投与量の適正化≫
・TDMの検査オーダの入力支援（名古屋大学病院、大分大学病院など）
・ワルファリン投与患者のPT-INR検査支援（広島市立安佐市民病院など）

≪術前術後の検査や処方支援≫
・術前中止薬説明・同意説明（福井県済生会病院など）

≪薬剤師の専門性の活用≫
・抗がん薬治療レジメンの共同管理（JA北海道網走厚生病院など）
・抗菌薬適正使用ための薬剤師による感染症治療支援業務（熊本機能病院など）
・HIV患者に対する薬剤選択、服薬計画の立案と外来患者指導（三重大学病院など）

≪外来指導への参画≫
・経口抗腫瘍分子標的薬の副作用防止指導と副作用確認（大阪府立呼吸器・アレルギー医療センターなど）
・精神科外来の特定薬剤副作用評価（己斐ヶ丘病院など）

図表５　エンドポイント別のPBPMの事例

目的とするエンドポイントの例		主なPBPMの事例
医療安全	副作用の早期発見	ラモトリギン投与患者における増量法、皮膚症状の確認 シメプレビル投与患者におけるビリルビン検査オーダ登録 デノスマブ製剤使用患者における血清カルシウム検査の実施と確認、カルシウム製剤の処方 ソラフェニブ投与患者における肝機能検査の実施と確認 エダラボン投与患者における腎機能検査のオーダ登録と確認
適正使用	腎機能に基づく投与量調節	腎機能に応じた抗凝固剤（DOAC）の用量調節（ダビガトラン、リバーロキサバン、アピキサバン、エドキサバンなど） 腎排泄型薬剤（プレガバリンほか）の用量調節 トピラマート投与患者の腎機能に応じた減量提案 シスプラチンの腎機能に応じた減量提案 抗MRSA薬のTDM指示入力と投与量提案
医療の質	副作用防止	制吐薬適正使用ガイドラインに従った制吐療法の処方提案 チアマゾール投与開始患者における白血球分画を含む血球検査の実施 ベンズブロマロン投与開始患者における定期的肝機能検査の実施 炭酸リチウム投与患者におけるTDMの実施と投与量調節
	抗がん薬投与前の劇症肝炎予防	抗がん薬投与開始患者におけるＢ型肝炎検査の実施と確認
	抗凝固薬の用量調節	ワルファリン投与患者におけるPT-INRによる用量調節

（プロトコールに基づく薬物治療管理（PBPM）導入マニュアルより）

「抗凝固薬の用量調節」をエンドポイントとしたときの主なＰＢＰＭの事例を示したものだ。

日常業務の中から課題を抽出して、あるいはエンドポイントを設定し、ＰＢＰＭとして医師等と協働することでその解決を図り、医療の質向上に貢献していく、そういう道筋が見えてくると思うがどうだろうか。

大分大学医学部附属病院の事例

今や全国の医療機関で様々なＰＢＰＭの取り組みが行われている。ここで「薬事新報」誌でも数回取り上げた、「医療安全」の確保を目的にＰＢＰＭを進める大分大学医学部附属病院の事例（掲載時点での情報）を紹介する。

高度医療機関に限らず医療現場では麻薬、筋弛緩薬、向精神薬及び麻酔薬などのハイリスク薬が多用されており、そうした薬は麻薬及び向精神薬取締法などで厳重な管理が求められている。特に緊急性を伴う手術部では、それらハイリスク薬の使用頻度は高く、適正な管理、取り扱いが必須だ。近年、手術件数が増加するなか、麻酔科医不足も指摘されている。そこで同院では、２０１２（平成24）年、手術室業務の効率化と医療安全の向上を目指して薬剤師による「麻薬・筋弛緩薬の注射オーダ入力支援」を開始した。準備段階では、薬剤師による注射オーダ入力に関する詳細なプロトコールを作成し、医薬品の安全使用のための業務手順書への記載、院内の関係委員会の承認も得ておいた。

具体的な注射オーダ入力支援は、次のような手順で行われる。

①手術前日朝に担当麻酔科医は麻薬・筋弛緩薬の処方量を「麻酔準備表」に記入する。

②薬剤師が、電子カルテにログインし、麻酔科医の指示に基づいて処方入力する。入力時に処方薬、処方量をチェックし、必要に応じ指示医へ確認する。

③入力者とは別の薬剤師が、入力監査を行う。

④薬剤師が麻薬注射箋に従い、麻薬および伝票、薬袋を個人ごとにセットし、それを手術部麻薬金庫室に持参する。

麻薬注射箋には、指示出し（医師）、処方入力承認（医師）、処方入力（薬剤師）、処方入力確認（薬剤師）の各担当者の印鑑が押されている。

⑤担当麻酔科医は、麻薬注射箋を受け取り、患者氏名、処方内容を確認する。
⑥担当麻酔科医と薬剤師は相互にチェックしながら麻薬の受け渡しを行う。
⑦麻薬注射箋を電子カルテ上に取り込み、再度確認する。

薬剤師による注射オーダ入力支援開始後の麻酔科医へのアンケート結果から、この入力支援業務により麻酔科医の業務負担が軽減されたことが分かった。また、麻薬・筋弛緩薬の処方漏れ、処方間違い、インシデント事例が減少し、薬剤師とのダブルチェックが安全性向上につながっていることなどが評価された。

さらに同院では、16年には外来化学療法室において、がん化学療法全体の時系列的な計画書であるレジメンについて薬剤師による入力支援（オーダ入力支援）を開始した。

対象患者は、外来化学療法（腫瘍内科限定）において抗がん剤が投与されている患者で、対象レジメンは腫瘍内科で使用されているもの全てとした。薬剤師が、医師の指示内容と抗がん剤、輸液、支持療法薬（制吐剤など）の投与量や投与速度、投与順序などレジメンに間違いがないか確認し、休薬期間や血液検査値をチェックし、医師に対する処方提案に基づいたレジメンオーダ入力支援を行うというもの。なお、その準備段階では、「外来化学療法（腫瘍内科医限定）におけるレジメンオーダ入力支援運用マニュアル」を作成し、院内の関連委員会等の承認を得ておいた。

外来化学療法におけるレジメンオーダ入力支援は、腫瘍内科医師、外来化学療法担当薬剤師、処方監査を行う薬剤師、抗がん剤調製を行う薬剤師が協働し、次のような手順で行われる。

①腫瘍内科医師が外来化学療法前日12時までに、診療予約を入力し、そのコメント欄に当日使用するレジメンを選択する。選択したレジメンは当日の予約患者一覧表に表示される。

②外来化学療法担当薬剤師は、①の一覧表のレジメンコメントを参考に抗がん剤投与患者のオーダ入力支援を行う。その際、薬剤師は前回の投与量との比較検討をし、必要があれば医師と協議し、変更・新規入力に対応する（入力支援と処方監査・調製とは、別の薬剤師が担当）。なお、このオーダ入力支援の権限を持つ薬剤師については、がん薬物療法認定薬剤師または専門薬剤師に限定される。

③抗がん剤調製担当薬剤師は、患者名、レジメン内容と各投与量等について指示内容との確認を行う。休薬期間や血液検査値についても確認する。

④外来化学療法当日、腫瘍内科医師はレジメンのオーダを確認し、電子カルテ上で承認する。

薬剤師によるオーダ入力支援開始後の医師（腫瘍内科医5人）に対するアンケート調査等から、当日のレジメンオーダ件数は減少し、医師全員から業務が軽減されたとの回答が得られた。

このように同院では、病院薬剤師がPBPMを行うことで、新たな領域での業務が可能になった。ここでは1施設の事例紹介だが、多くの先駆的な施設においては、業務フローの中に薬剤師が積極的かつ自主的に関わり、それに耐えうる知識とスキルを持ち合わせることで、その存在、役割が認められる機会が増えている。

前述の「医療スタッフの協働・連携によるチーム医療の推進について」（医政発0430第1号）の発出以降、各病院の薬剤師はそれぞれの施設の状況に応じ、手探りでPBP

Mの可能性を探り、試行、実践、さらに多様な領域へと業務拡大を進めてきた。

最近では、医師の働き方改革の具体的かつ計画的な推進に伴う、タスク・シフティングの検討も進みつつある。改めて病院薬剤師によるPBPM推進が、その実績とともに注目されている。それは「医師の働き方改革を進めるためのタスク・シフティングに関するヒアリング」（19年7月17日）において、日薬と日病薬の連名で示された資料「薬剤師に移管可能な業務」（一覧）、参考事例などをみても明らかだ。

医師のタスク・シフティングという追い風も受け、病院薬剤師にとって、外来患者を含めた薬物治療管理という本質業務に対して、さらなる注力ができる環境になりつつあるといえる。PBPMという時代の潮流に乗り、医療安全と個々の患者のため薬物療法の最適化に、いっそう貢献して頂きたいと思う。その業務、実績の拡大・深化に対する評価の積み重ねは、いずれは地域包括ケアシステムにおける保険薬局・薬剤師にもつながっていくのではないだろうか。

参考文献

東京薬科大学薬学部医薬品情報解析学教室、土橋朗、倉田香織「米国におけるＣＤＴＭ、そして日本」日本病院薬剤師会雑誌　2011, 47, p.287-292
日本病院薬剤師会「プロトコールに基づく薬物治療管理（ＰＢＰＭ）の円滑な進め方と具体的実践事例（Ver.1.0)」（２０１６年３月）
日本医療薬学会「プロトコールに基づく薬物治療管理（ＰＢＰＭ）導入マニュアル（Ver.1)」（２０１６年３月26日）
週刊薬事新報３１０１号（２０１９年６月13日発行）
週刊薬事新報２８６３号（２０１４年11月13日発行）
日本病院薬剤師会雑誌53巻５号（２０１７年５月号）
大分大学医学部付属病院薬剤部ホームページ：http://www.med.oita-u.ac.jp/yakub/fukuyaku_sido.html

医薬品適正使用とフォーミュラリー

望まれる本気の薬薬連携

髙塩　健一

厚生労働省では、2007（平成19）年に策定した「後発医薬品の安心使用促進アクションプログラム」に基づいて、12（平成24）年度までに後発医薬品の数量シェア30％以上を目標にその普及を図ってきたが、当時、達成されなかった。その後、12年2月に閣議決定された「社会保障・税一体改革大綱」においても、「後発医薬品推進のロードマップを作成し、総合的な使用促進を図ること」が盛り込まれ、13（平成25）年には「後発医薬品のさらなる使用促進のためのロードマップ」が策定され、毎年度、達成状況が検証されている。現行の医療保険制度を堅持するため政府は、手を付けやすい〝くすり〟を徹底して節約していくということであろう。骨太の方針2017では、20年9月目途に後発医薬品の使用割合を80%とし、出来る限り早期に達成できるよう、さらなる使用促進策を検討する――と明記された。その後の経済的な誘導施策も功を奏し、厚労省の「調剤医療費（電算処理分）の動向」（19年1月分）では、後発医薬品の数量シェアは77・5%と続伸し、目標「80%」は目前だ。ところで、その目標が達成された後は、何が来るのだろう。

1997年1月に最終答申された日本薬剤師会（日薬）の「薬局のグランドデザイン」では、このようなことが書かれている。

国民のための薬局サービスの1つとして、「薬剤価格や薬剤費の適正化等、社会保障制度の健全な運営への貢献」がある。薬剤費の適正化に向けて薬剤師の役割としては、①薬物治療のモニタリング、②ジェネリック医薬品活用への貢献、③医薬分業制度の費用対効果の統計的提示がある。特にジェネリック医薬品活用への貢献に関しては「世界的には医療保険に係る費用を節約するための医薬品として多用されている。（中略）薬剤師は薬剤選択や品質管理の面で貢献することが可能である」とし、薬剤師が積極的なジェネリック医薬品の普及へ関与する必要性を指摘している。

しかし、〝薬剤師〟は、処方元の〝反対〟〝方針〟など外的環境等を盾に、積極的に「薬剤費用の削減」のために働いてきたようには映らない。前述のロードマップにもあるように、後発医薬品の使用促進はこの数年来のことで、調剤点数の優遇、誘導策というアメ、最近では一部ペナルティ（ムチ）も導入され、経済誘導につられてきた印象だ。20年以上も前、日薬自ら薬局サービスの一環として「薬剤費用の削減」を掲げていたにもかかわらずだ。処方箋枚数と調剤点数の追求にばかり目を奪われ、「目の前の患者、地域住民、ひいては国民のための最適な医薬品供給」という大きな命題が忘れ去れた〝好例〟の一つであろう。

後発医薬品の使用促進動向

ここ数年の後発医薬品の使用促進動向をみると、02（平成14）年より、「後発医薬品を含む処方箋」を評価する仕組みが導入されたのを機に、後発医薬品への対応というものが、漸く注目されるようになった。しかし当初は後発医薬品に対する不信から〝医師の拒絶〟と同様、薬剤師側にも同様の反応が見られた。当時の後発医薬品をめぐるシンポジウム等でも、その使用促進を訴える演者に対する反対意見が飛び交っていたのは遠い話ではない。

厚労省ホームページから後発医薬品の使用割合推移をみる（図表1）。

05（平成17）年以降、処方箋様式の変更、調剤基本料への切り込み（2008年改定）を含め、行政主導の多様なアメとムチにより、11（平成23）年頃より急進しているのが分かる。現状での政府目標は「後発医薬品の使用割合80％」であり、最後の追い込みに向け20年度改定では、〝ムチ〟が強化されるのではないだろうか。

薬局側の取り組み状況を示す数値として、後発医薬品調剤体制加算（18年度から「加算1〜3」の3段階）の届出状況がある。18年秋の時点での各地方厚生局への保険薬局「施設基準の届出状況」を調べると、報告薬局数5万7543軒のうち加算1（後発医薬品の調剤数量が75％以上、18点）は21・4％、加算2（80％以上、22点）は21・0％、加算3

図表１　後発医薬品の使用割合の推移と目標

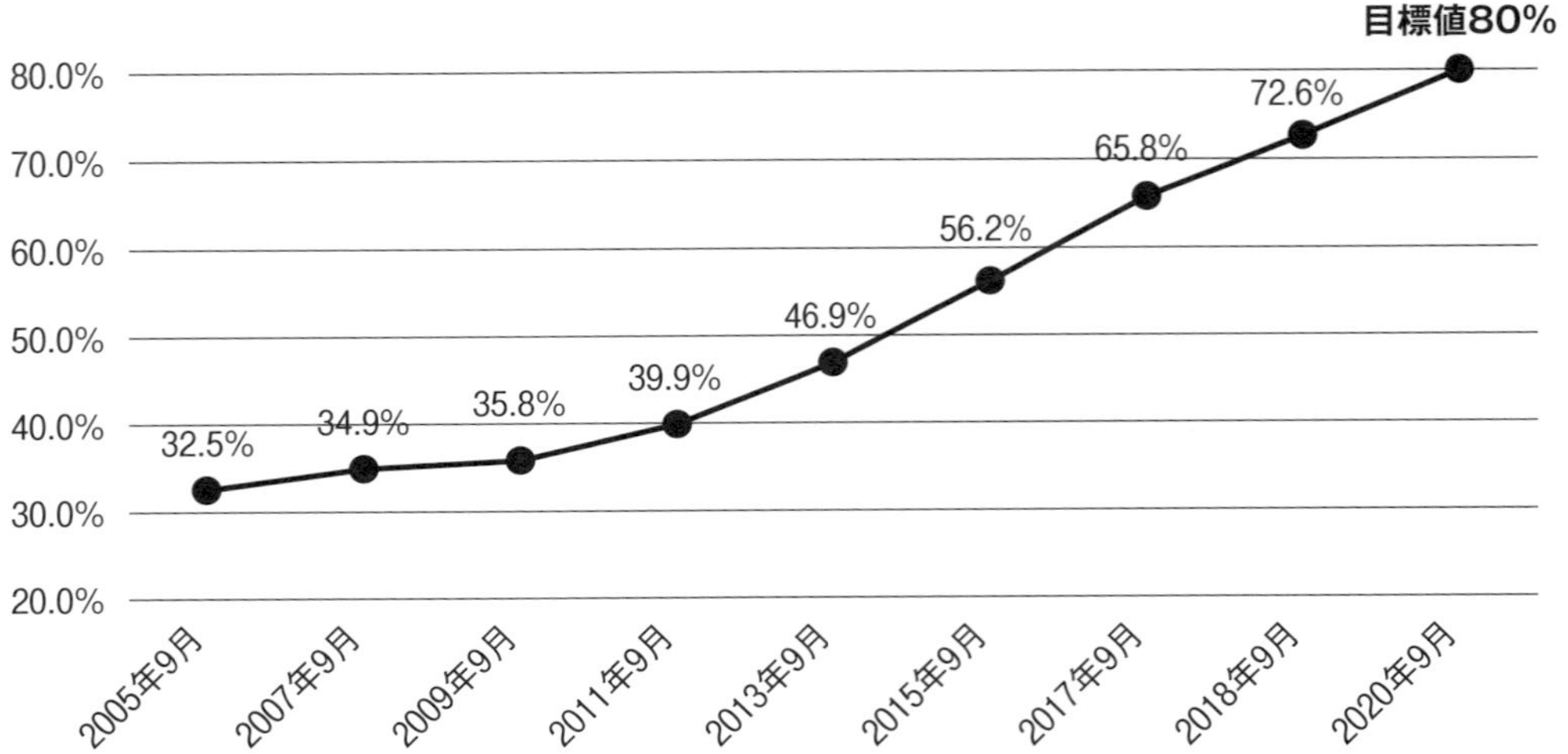

「経済財政運営と改革の基本方針2017」（平成29年６月９日閣議決定）

注）「使用割合」とは､「後発医薬品のある先発医薬品及び後発医薬品を分母とした「後発医薬品」の使用割合をいう。

厚生労働省ホームページ（後発品）より作成

https://www.mhlw.go.jp/stf/seisakunitsuite/bunya/kenkou_iryou/iryou/kouhatu-iyaku/index.html

（85％以上、26点）18・7％、残る38・9％が無届出（or非加算）であった。全体の6割強が「加算」算定ができる体制、つまり6割以上の薬局が数量シェア70％以上を達成している。毎回の調剤報酬改定による要件強化になんとか食らいついてきている姿が浮かび上がってくる。なお、全国の多くの調剤薬局チェーンを束ねる日本保険薬局協会の会員薬局に限ってみると、同協会による18年7月時点の調査では、会員薬局のうち加算取得（加算1～3）は65・6％、非算定34・4％であり、より算定基準に沿った努力がされていることがうかがえる。

世界の後発医薬品使用動向と日本

少しデータは古いが世界動向と比較してみた。厚労省の後発医薬品使用促進ロードマップ検証検討事業報告書（平成29年度　概要版）に、参考資料としてアメリカ、日本、ドイツ、イギリス、イタリア、フランス、スペインの後発医薬品の数量シェアの推移（2014～17年）が示されている。日本では14年の49％から、15年55％、16年59％、17年62％と漸増している。その中で直近の17年について比較すると、日本はイタリアの59％よりも高く、フランスの68％、スペインの64％に迫る状況にある。しかしイギリスが77％、ドイツが87％、アメリカに至っては92％という状況であり、各国の医療保障制度の違いがあるにせよ、〝先進国〟に比べれば未だ数量シェアには伸びしろがありそうだ（図表2）。

現在、後発医薬品の数量シェアに用いられる計算式は、「後発医薬品使用数／長期収載医薬品（後発医薬品あり先発医薬品）＋後発医薬品」であり、長期収載医薬品が多くなると後発医薬品への〝置き換え〟率が下がることになる。

また、今現在の「数値目標」とは、あくまでも「使用割合」でしかない。本来的に政府が求めているのは〝医療費削減〟であろう。財布のひもを握る方々の関心は、実質的に薬剤費が「いくら減ったんだ！」と、その一点だ。「使用割合」が高まっても、それが国民皆保険制度・財政に「経済効果」をもたらすのか否かが勝負だ。今後、政府は数値目標（使用割合）が概ね達成された後、「薬剤費削減」を焦点に具体的な目標値を掲げるのではなかろうか。

さて、金額に関する国際動向だが、同じく前述の検証検討事業報告資料から、後発医薬

図表２　後発医薬品の数量シェア（2017年）

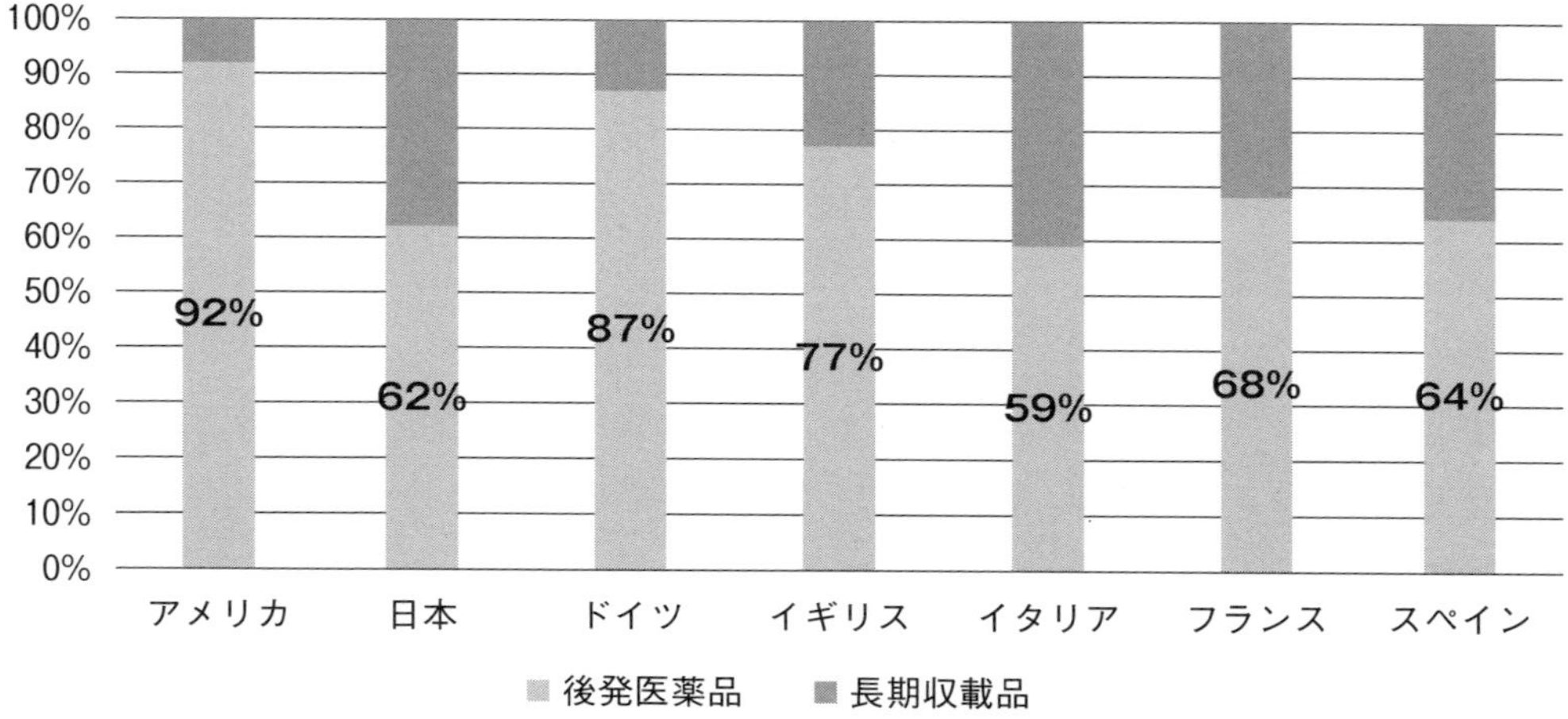

厚労省　後発医薬品使用促進ロードマップ検証検討事業報告書（平成29年度概要版）より一部改変

品の金額シェアの国際比較をみる。数量シェアではイタリアより高く、フランス、スペインに迫る状況にあった。しかし、金額割合では日本が32％であるのに対しイタリア41％、フランス49％、スペイン44％で、日本では諸外国と比べ数量シェアが金額にはあまり反映されていないことがうかがえる（図表3）。

繰り返すが、後発医薬品の使用促進の目的は、医療費における医薬品費の圧縮である。ポリファーマシー対策にしても、新たな保険点数を設けるなどして、医薬品費の削減に注力している現れの一つであろう。少なくとも前述の資料を見る限り、〝先進国〟に比べ、医薬品費に占める後発医薬品の金額割合が低いのは事実であり、国際比較という視点からもそこは課題とされよう。19年1月時点で数量シェアは77・5％とそれなりに高くなったが、国際的には金額シェアで見ればまだ低い。いまのような数量シェアという視点の薬剤費削減策は限界に来ているのかもしれない。そこで近年、フォーミュラリーが注目されだしたのであろう。

図表3　後発医薬品の金額シェア（2017年）

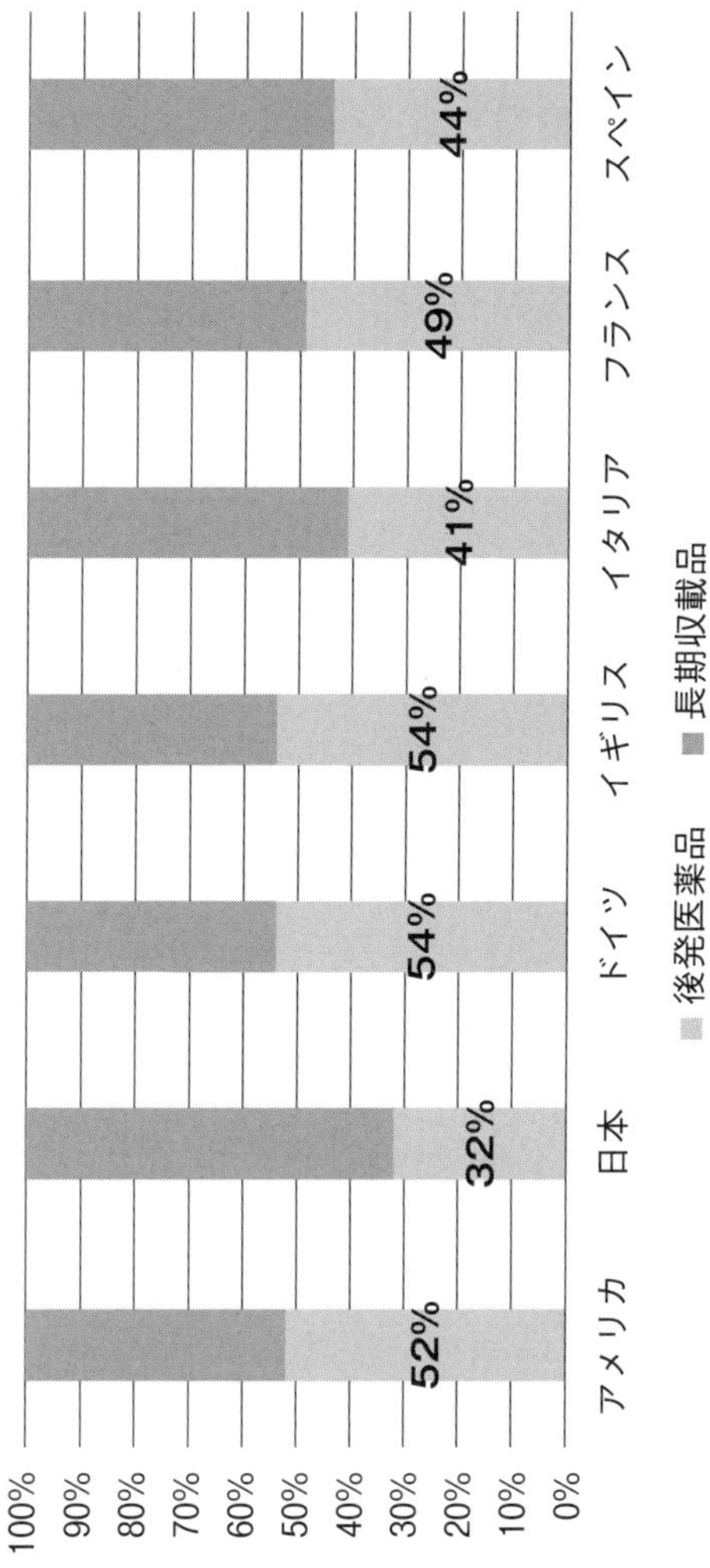

厚労省　後発医薬品使用促進ロードマップ検証検討事業報告書（平成29年度概要版）より一部改変

薬剤師は医薬品費削減に貢献している?!

ところで、薬局・薬剤師が医薬品費の削減に貢献できているのだろうか。その〝あかし〟はあるのだろうか。

図表4は日薬が毎年度(3月〜翌年2月調剤分)公表している「保険調剤の動向」のデータより、00(平成12)年度から18年度(18年3月〜19年2月)までの「処方箋1枚当たりの金額」の推移をグラフで示したものだ。基本的には、処方箋一枚当たりの金額は、改定年度に伸びが抑えられるものの、全体として右肩上がりに増加してきた。

途中、15(平成27)年度は9369円と〝唐突〟に大きく伸びている。これは高額薬剤の処方の影響、いわゆる〝ハーボニー効果〟ともいわれた一時的な現象だ。結果的には、16年度に8973円(対前年度比95・8%)、17年度には9070円(101・1%)となり平常化した。当時、このような高額医薬品の承認、適用が相次いだこともあり、政府では骨太方針2015で医薬品等の「保険適用に際して費用対効果を考慮すること」を明記。厚労省では高額医薬品に限ったことではないが、「最適使用推進ガイドライン」を策定、

図表4　処方箋1枚当たり金額

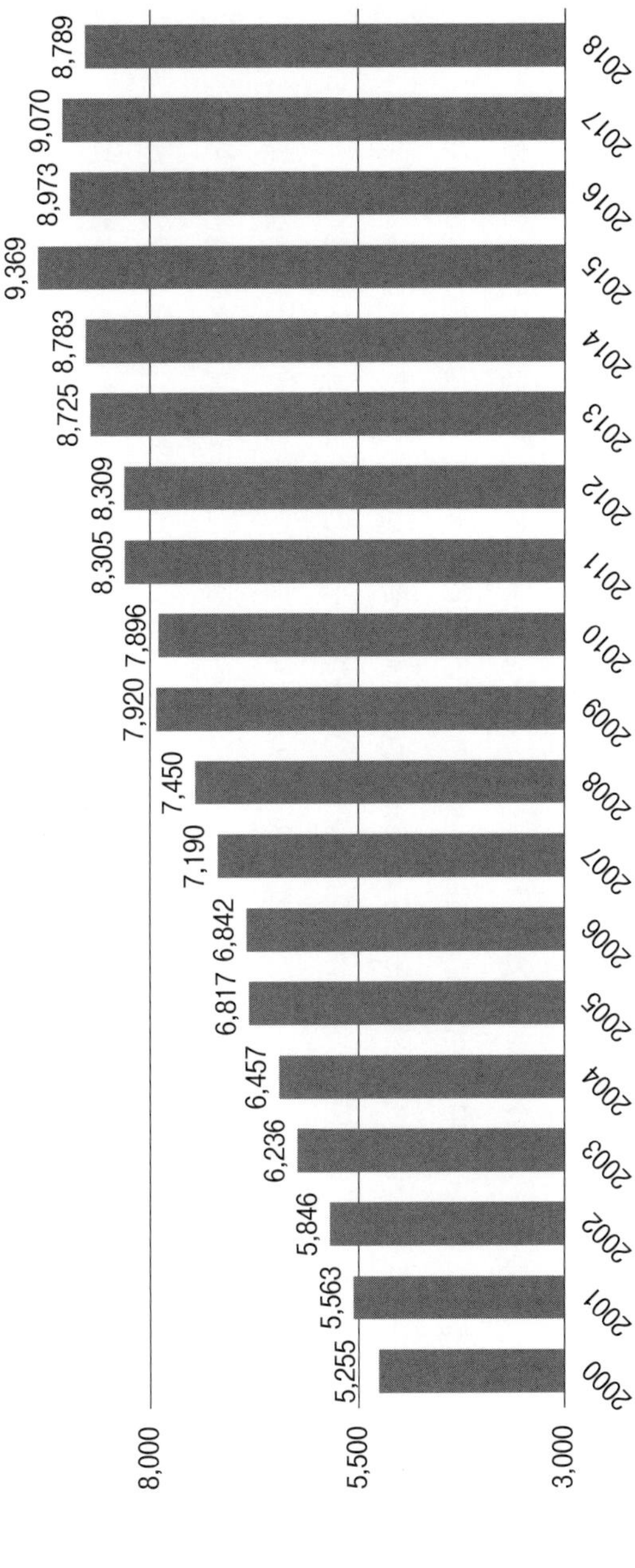

日本薬剤師会「保険調剤の動向」より作成

指針に沿った使用を求めることとなった。

話はややずれるが、厚労省が「最適使用推進ガイドライン」を策定したということは、医薬品の選択・使い方に対する関係者の見方、考え方が変化した一つの兆しといえないか。真の意味での医薬分業に向け薬剤師が活躍しえる好機ともいえよう。また、高額医薬品がすっかり〝悪者〟になってしまった感はある。ハーボニー登場により、C型肝炎ウイルスが消え、患者は長期にわたる治療から解放され、生活も一変するはずだ。それらを含めた経済効果については是非とも検証されることを期待したい。

さて、話は戻るが、この数年、処方箋受取率は僅かながらも伸びているとはいえ、調剤件数、処方箋枚数、そして調剤点数の総数（額）は、上階がない〝おどりば〟を迎えた感がある。調剤点数は、〝分業先進県〟と言われていた県で対前年度比減という状況も見られ、後発医薬品の量的シェアの拡大が少しずつ「金額」に効いてきたのかも知れない。

今後、〝分業先進県〟での調剤点数の漸減傾向が他県にも広がり、処方箋一枚当たりの金額が減少していくのではないか。19年1月分の「調剤医療費の動向」で後発品数量シェアが77・5％と続伸したと述べたが、調剤医療費の内、対前年比で技術料は2・9％増、これに対し薬剤料は1・5％減となっている。19年度も薬剤料が減少する予兆といえる。たとえ〝誘導〟であったにせよ、薬局・薬剤師による後発医薬品普及への対応が、この薬剤料の減少となった表れだと考えたい。

〝後発促進〟からフォーミュラリーへ

医療財源の効率的活用は、わが国だけでなく世界的な流れであり、前述の後発医薬品の使用が盛んな欧米では、臨床的、かつ経済的な観点から薬剤を選択するという発想がある。『フォーミュラリー』（2017年、薬事日報社刊）によれば、既に、1980年代後半から「フォーミュラリー」という医薬品選択の手法が活用されている。一方、わが国においては、これまで医薬品の選択については医療現場に任され、その選択基準についてはあまり議論されてこなかったという。

勿論、近年、大学病院やDPC病院等では、採用医薬品リストである「院内医薬品集」という選択基準が設けられていることが多く、特に高度な新薬の使用に当たっては、例えば専門医にのみ処方権限を認める、というような施設内基準・システムが設けられている事例をみる。フォーミュラリーは薬剤適正使用のためのエビデンスと経済性に基づいた医薬品の選択（採用）と使用体制といえる。

いまや様々な場でフォーミュラリーについての議論が始まり、シンポジウム等も花盛りといったところだ。フォーミュラリーが大きな注目を集めたのは、２０１６年６月、安倍内閣が示した「経済財政運営と改革の基本方針」（骨太の方針）がきっかけであろう。このなかで「生活習慣病治療薬等の処方のあり方等について今年度より検討を開始し２０１７年度中に結論を得る」との文言が盛り込まれた。財務省の財政制度等審議会財政制度分科会でも、高額な降圧薬ＡＲＢが国内医薬品売上の上位を占めることを例に「生活習慣病治療薬等について処方ルールを設定すべき」と述べられている。つまり、種類も使用量も多く、金額的にも大きな生活習慣病治療薬を〝整理〟しろと言っているわけだ。それによって、高い経済効果が得られることが期待されている。

とはいえフォーミュラリーは、まだ一部先駆的な病院で取り組まれている状況である。19年3月27日に開かれた中央社会医療保険協議会（中医協）に「平成30年度診療報酬改定の結果検証に係る特別調査」結果が提出された。病院におけるフォーミュラリーを「定めている」病院は全体（n＝318）の3・5％、「定めてないが、予定がある」が8・5％に過ぎず、実に「定めていない」が83・0％という状況であった。ただ、DPC対象（及び準備）病院（n＝119）においては、「定めている」は5・0％、「予定がある」は10・1％であり、出来高払算定病院（病床）と比べ、診療報酬体系の関係上か、関心の高さがうかがえる。

院内から院外・地域へ

フォーミュラリーは病院を中心に構築される事例が多いが、それを関連病院へも広げる。あるいは基幹病院が中心になり、地域へ広げるという「地域フォーミュラリー」への展開も一部見られる。そのなかで保険者である、協会けんぽ静岡支部が地域フォーミュラリー構築を進めようとしている。全体として医薬品費の削減を目指すのであれば、「地域フォーミュラリー」は重要な視点だといえる。

いま、健保組合の運営は厳しく、解散する事例も見られる。これを引き受けることになるのが協会けんぽであり、今後、財政の問題から、被保険者本人の負担率の上昇等が予想されており、協会けんぽの運営は厳しさを増しているようだ。

その打開策の一つとされてきたのが後発医薬品の使用促進対策。ただ、被保険者に対する「ジェネリック医薬品軽減額通知」に留まっているというのが現状だ。服用薬を先発医薬品から、後発医薬品に替えるといくら医薬品費（医療費）負担が減少するかという紹介の通知だ。かなり間接的な啓発活動といえる。

協会けんぽ静岡支部で取り組んでいるのは、地域基幹病院のレセプトデータから、同院で使われる新薬、後発医薬品、長期収載品、それぞれについて量と額を明らかにする。長期収載品から後発品へ置き換えた場合、新薬から後発品への置き換えた場合の医薬品費削減効果（見込み）など、レセプト実績から効果額をシミュレーションし、当該病院等へ情報提供するというもの。勿論、医療機関側の理解を得られた上での情報提供ではあるが、支払い側も診療側も「地域の医療を守りたい」という思いは同じであろう。保険者として、この活動を通じ、「フォーミュラリー」への理解と普及を期待している。さらに、処方元と紐付けされた地域薬局での、後発医薬品への切り替え状況など調剤実態についても、当該薬局、処方元の医療機関へ情報提供し、地域への広がりを期待している。

これまでも中医協において、保険者は診療側に効率化を迫ってきたが、膨大なレセプトから得られる地域のビッグデータを基に、医薬品適正使用の推進を側面から支援する存在になり得るのではないか。従来にない「保険者機能」の発揮と評価したい。

ただ、前述の中医協提出の「特別調査」では、病院に対し「所属する地域における地域フォーミュラリーの状況」（病院、n＝318）を聞いた結果、地域フォーミュラリーが「存在する」が0・3％、「作成中」が1・6％に過ぎず、「存在しない」が43・4％、「状況が分からない」が38・4％、「どのようなものか分からない」が11・3％となっている。

薬局（n＝744）にも同様に聞いた結果は、「存在する」が1・3％、「作成中」が2・8％、「存在しない」が20・2％、「状況が分からない」が48・7％、「どのようなものか分からない」が22・7％であった。要は〝分からない〟が全体の7割を超えており、病院に比べ薬局における関心の低さがうかがえる。地域における医薬品流通を担う薬局として、もう少し関心を持ってもらいたいところだ。

フォーミュラリーと薬剤師

フォーミュラリーの作成・運用は誰の仕事なのかを少し考えてみたい。「特別調査」の結果からも、フォーミュラリー作成の中心は今のところ「病院」である。その先駆者といえば聖マリアンナ医科大学病院であろう。詳しくは『フォーミュラリー』（薬事日報社刊）をご覧頂きたい。

同院では2001年に、主に病棟薬剤業務を行う臨床薬剤課が新設されたのを機に、ファーマシューティカルケアの理念の実現の一環として、薬剤部行動指針に「兼価で適正な薬剤の選択」が掲げられた。いわばフォーミュラリーそのものだが、実際の「フォーミュラリー作成」は2013年から始まった。翌14年には院内の薬事委員会で規定される審議事項に新たに「フォーミュラリーの作成」を追加、フォーミュラリーの制度化へとつながった。同書を読むと、その道のりは一朝一夕ではなかった。これから病院薬剤部で取り組もうとお考えの方には、手前味噌だが同書及び〝続編〟をお勧めしたい。

同書では、フォーミュラリーの作成は薬剤部が中心となるが、その薬剤師の資質としては「臨床薬剤師」が不可欠であると指摘している。定義が定まった呼称ではないが、科学的根拠のある薬物治療を保証しながら、患者の薬物治療を提供するに十分な知識、スキル、そして態度を持ち合わせている存在――である。言ってみれば、病棟の多職種に、薬の専門職として頼られ、そのため必要に応じ原著論文を検索し、複数の情報を統合して、薬学的視点で結論を導く能力など、医薬品情報の評価能力を持ち合わせている必要がある。

さらに、フォーミュラリーでは経済効果も重視する必要があり、実際の薬剤使用状況を踏まえつつ、推奨使用する根拠となるガイドラインや参考文献の精査など、複数の情報を統合して、最終的な結論(フォーミュラリー)に導くことが求められる。いわば院内の〝標準治療の指針づくり〟といえるが、決して、医師の処方を制限するものではない。従って、なお一層、各領域の専門医等から承認を得られるよう適切なエビデンスの提示並びに、優れたコミュニケーション力という、薬剤師自身の高いスキルというものが重要ポイントにはなってこよう。

フォーミュラリー作成は前述の聖マリアンナ医大の例では、薬事委員会の正式な業務範囲となる。薬剤師がその中心になり新薬や後発医薬品等の採用・整理をし、専門医・医局の了承を得た上で、〝標準薬物治療〟のガイドラインを発信、専門医以外にも理解が得られるよう丁寧な周知も求められる。この業務化に向けた一連の流れは、フォーミュラリー作成に限ったことではなく、これまで何十年にわたって病院薬剤師（病薬）が院内で確立してきた位置付け、役割の延長線であるともいえる。

少し遡ると2016年の日薬学術大会のなかで、一人の厚生技官が、薬剤師に対し「フォーミュラリーの作成や活用を含め、薬剤の特性を踏まえた適切な薬剤選択や、適正使用のための情報収集、提供に積極的に関与してもらいたい」と求めた。「製薬会社からの情報だけに頼るのではなく、自分たちで必要な情報を収集し、どういった薬を選択すべきかをしっかり医師に提言できるように能力を発揮してもらいたい」とも呼びかけた。

フォーミュラリーが機能する病院で、患者にとって、経済的かつ適切な薬物療法が行われたとする。しかし、その患者が退院し、他の慢性期病院、あるいは地域医療機関の外来診療、在宅療養などに移行すれば、現状では、それぞれの治療方針による治療、すなわち独自処方がなされ、当初の〝フォーミュラリー〟が引き継がれることはない。

フォーミュラリーの作成・運営の中心にいるべき薬剤師が、病院、そして地域薬局をつなぎ、地域でフォーミュラリー推進を図っていくことができれば、大きな意味での「医薬品費の削減」という命題に貢献できると考える。「対物から対人」と言われて久しいが、医薬品供給の差配に薬剤師が係わらずして誰が担えるのか。特に在宅医療であれば〝医療の100％が薬物療法〟ともいえる。院内から在宅まで切れ目のない薬剤師による適切な薬物療法の提供が望まれる。その切り口としても地域全体で使える〝フォーミュラリー〟を専門職集団として構築し、メンテナンスを続けていけば、薬剤師は地域、そして日本にとって、なくてはならない存在として、求め続けられるのではないか。

参考文献等
薬事日報　第11786号（2016年10月17日）
薬事日報　第12073号（2018年09月28日）
薬事日報　第12113号（2019年01月09日）
薬事日報　第12181号（2019年06月28日）
平成30年度診療報酬改定の結果検証に係る特別調査報告書（2019年3月27日、中医協資料）
「フォーミュラリー～エビデンスと経済性に基づいた薬剤選択～」増原慶壮他（薬事日報社、2017年9月5日）
「フォーミュラリーマネジメント～院内フォーミュラリーから地域フォーミュラリーへ～」フォーミュラリー編集委員会編（薬事日報社、2019年9月1日）

病院薬剤師業務は新たなステージへ

多様化する「薬剤師外来」の領域・業務

上野　敬人

ここ数年、入院患者に対する薬剤師業務として病棟業務が広く深く進展する一方で、外来患者に対する薬剤師業務、いわゆる「薬剤師外来」が注目されるようになっている。「薬剤師外来」の業務内容は、手術予定患者の服薬状況の確認・評価の他、経口抗がん剤治療、インスリン治療、抗凝固療法、認知症治療などの薬物療法開始前後等における患者や家族に対する薬学的管理・指導、ポリファーマシー対策など多岐にわたる。

外来患者に対する病院の薬剤師業務（薬剤師外来）が注目されるようになった背景には、

経口抗がん剤の登場などがある。経口抗がん剤の登場で、患者は入院することなく、外来・在宅でがん治療をすることが可能になったが、抗がん剤、制吐剤などは決められたタイミングで、きちんと服用することが重要であり、高い服薬アドヒアランスが求められる。そこで病院薬剤師が、診察前や診察後に外来化学療法患者と面談し、服薬に絡む情報確認・評価、服薬指導等を行うことで服薬アドヒアランスを担保するという、外来患者に対する業務が注目されることとなった。また、2005（平成17）年頃から持参薬に関わる医療事故問題が起こり、持参薬の扱いを巡って意見が分かれたが、12（平成24）年度には病棟薬剤業務実施加算が新設され、病棟薬剤師に入院治療に先立つ持参薬鑑別と処方提案などが求められるなかで、病院薬剤師が外来患者も含めたポリファーマシー対策に取り組むようになった。

薬剤師外来では何をするの？

2007（平成19）年にKKR高松病院で、外来診察室に薬剤師が常駐し、専用の電子カルテで処方や検査の入力を行う「学術支援業務」が開始された。09（平成21）年には国立がん研究センター東病院で、経口抗がん剤に関する服薬指導を行う「薬剤師外来」が開設された。その後、薬剤師外来は施設により、対象とする疾病領域（診療科等）や業務範囲を多様化、拡大した。

日病薬は、2018（平成30）年2月に「外来患者への薬剤師業務の進め方と具体的実践事例（Ver.1.0）」（以下「進め方」という）を取りまとめた。このなかで、外来担当薬剤師の業務の進め方を、「治療開始時・開始前」の「診察前」と「診察後」、そして「治療開始後」の「診察前」と「診察後」に分けて示すとともに、国立がん研究センター東病院、熊本大学病院、渡辺胃腸科外科病院、京都桂病院等々で進められている、がん、糖尿病、認知症、循環器等に関する具体的実践事例（薬剤師の外来業務例）を紹介している。

「進め方」では、例えば、治療開始時・開始前の診察前であれば、①事前情報の収集・評価、②診察前面談による情報の収集・評価、③患者への指導、④医師等への情報提供と対応策の協議・立案――の項目が示されている。具体的な内容は、①他の保険医療機関からの処方薬やOTC医薬品などの服薬状況、アレルギー歴、副作用歴を確認し、②事前情報の有無にかかわらず、服薬状況やアレルギー歴などの最新情報を患者から直接収集する、使用中の医薬品の服用状況や服薬アドヒアランス等を確認し、③診察前面談により得られた情報から判断し、必要な場合には患者指導を実施、④診察時に必要な情報や処方内容に影響する可能性のある事項は、診療録への記載や直接連絡により、診察前に速やかに医師等へ情報提供する――が例示されている。

薬剤師外来では、患者と直接対面し情報収集することも重要だが、それよりも前の段階で出来るだけ患者情報を収集する、あるいは薬学的評価に必要な臨床検査値を確認する、主治医に患者情報や薬学的評価に基づく疑義照会や処方変更、処方設計を提言するなど、対患者だけでなく主治医や関係部門との連携、情報共有が重要なポイントだといえる。

現在、様々な医療現場で地域社会や医療環境の特性に応じた薬剤師外来が実践されている。勿論、その実施に際しては、診療チーム内で協議し、薬剤師業務の実施範囲、薬剤師が患者とどのタイミングで面談するか、医師に対し薬剤師外来で得た情報・評価結果等をどのようにフィードバックするか等々運用ルールを事前に決めて、院内のコンセンサスを得ておく必要がある。

ここで最近、週刊薬事新報で取り上げた「薬剤師外来」の事例（掲載当時の情報）を少し紹介したい。

薬剤師外来の取り組み事例紹介

(1) 湘南鎌倉総合病院

神奈川県の湘南鎌倉総合病院では周術期の質と安全を高めるため、２０１５年8月より、麻酔科医師と協議し「薬剤師術前外来」を開始した。麻酔科外来が実施されている人工股関節センター、脳神経外科、産婦人科、泌尿器科の4診療科の、手術予定があって薬剤やサプリメントの服用歴がある患者について、各診療科から依頼を受ける形で対応する。例えば、手術中の出血リスクを有する抗血栓薬など、周術期管理に影響を及ぼす可能性のある薬剤の確認・評価をする。患者の状態によっては服用中止が逆にリスクにつながることもあり、術前に評価すべき薬剤は多種多様であり、網羅的に評価し医師へ情報提供する必要がある。確認した内容は電子カルテに記載し、医師に報告する。

同院では、過去に執刀医（主治医）外来、麻酔科外来、外来看護師などがそれぞれに患者の術前評価はしていたが、抗血栓薬を服用していることが発覚した事例（手術延期）や、抗血栓薬の服用を見逃す事例があった。しかし、薬剤師による術前外来を開始してからはインシデント回避等、安全性の向上につながっているという。

同院で、２０１５年８月～16年７月の１年間に薬剤師術前外来を実施した患者は４８６名。このうち服用薬剤について術前中止の指導を行ったのは２０６名（42・４％）であった。また、術前中止の指導をした患者の主治医に対して40件（19・４％）の疑義照会を行った。内訳は中止指示の確認が35件、抗血栓薬の中止期間の確認が４件、抗血栓薬中止の可否が１件であった。この40件のうち39件は医師に受け入れられた。また、運用後の調査では、薬剤師術前外来を実施した患者では、インシデント事例、予定外の出血、術中の血圧低下、深部静脈血栓症などの合併症は認められなかった(1)。

(2) 市立吹田市民病院

大阪府の市立吹田市民病院では外来化学療法において薬剤師外来に取り組んでいる。医師の外来診察前に、採血から受診までの空き時間を利用して、薬剤師が患者面談し、院内処方、他院処方の薬剤に関する重複投薬、相互作用や副作用の有無確認を行う。また、患者の不安や訴えにも耳を傾け、得た情報を電子カルテに記載する。医師の診察後（次回から抗がん剤治療を始める場合）には、改めてレジメンや今後の治療スケジュール、副作用の説明などを行う。このほか、患者の状況に応じて、経口抗がん剤の服薬指導や支持療法の説明なども行っている。

抗がん剤治療2コース目以降は、診察前に副作用等についての積極的な聞き取りをし、また、血液データ、治療ダイアリーを確認する。そのうえで治療開始基準を満たしているか、減量・休薬基準に当てはまるか否かをみて薬剤師から医師に提案する。あわせて副作用の状態などを踏まえ支持療法等の処方提案、必要に応じた検査提案などを行っている。

２０１４（平成26）年度から、診療報酬上の評価項目としてがん患者指導管理料「3」（現在は「ハ」）が認められ、薬剤師による抗がん剤の服薬指導が点数化された。専門的知識と経験をもつ専任薬剤師を配置することが算定要件とされている。同院では16（平成28）年から各種学会の認定資格を取得した専門性の高い薬剤師が誕生（16年に2名、17年にさらに1名）し、それを機に外来化学療法における薬剤師外来業務を始めた。

薬剤師外来を立ち上げた当初は、大腸がん患者が多かったが、最近では乳がん患者が増加している。経口抗がん剤を服用中の患者は一定数以上いるが、薬剤師外来の件数はまだ少ないという。院内の薬剤部では内服薬のみの場合、投与量や休薬期間は確認しているが、副作用やアドヒアランスは街のかかりつけ薬局が確認しているとのこと。しかし、現状では院内の薬剤部（薬剤師外来）とかかりつけ薬局との間で情報共有できておらず、今後の課題として対応策の検討を始めている。

薬剤師外来は、抗がん剤の服薬指導ということでは診療報酬に反映された形になっているが、そもそも先駆的施設では、こうした業務は、がん化学療法に対して患者が抱く不安を解消するためや、治療継続のサポートのために自主的に行われてきたものであり、診療報酬点数はその結果としてついてきたものである[2]。

(3) 東北医科薬科大学病院

宮城県の東北医科薬科大学病院では、ＰＢＰＭを取り入れた薬剤師外来を行っている。

同院では、２００１（平成13）年9月から、入院予定患者に対して持参薬を含む患者基本情報の収集、および手術等に伴う休薬に関する情報提供を目的とした薬剤師外来を始めた。手術の有無にかかわらず全診療科の患者を対象にしているが、14（平成26）年9月から、循環器内科の冠動脈造影（coronary angiography：ＣＡＧ）と経皮的冠動脈形成術（percutaneous coronary intervention：ＰＣＩ）のクリニカルパスに限定して、医師との事前合意の上で、薬剤師主導によるビグアナイド（ＢＧ）系薬剤の休薬説明を行うＰＢＰＭを実施、休薬指導の徹底及び業務の効率化を図っている。

冠動脈造影はヨード造影剤を用いる検査であり、ＢＧ系薬剤の内服を継続したまま検査を行うと乳酸アシドーシスを引き起こす可能性がある。そのため、検査前にＢＧ系薬剤の投与を一時中断することが「腎障害患者におけるヨード造影剤使用に関するガイドライン２０１２」で推奨されている。このガイドラインを踏まえ、さらに患者リスクの最小化を目的として、薬剤師外来でＢＧ系薬剤の服用が判明した場合、検査2日前からＢＧ系薬剤を休薬してもらう。これを薬剤師主導で指示し、その旨をカルテに記載している。

この体制が組まれるまで、循環器内科におけるＣＡＧやＰＣＩ前のＢＧ系薬剤の休薬指示はほぼ皆無に等しい状況だったという。ＰＢＰＭ導入により薬剤師主導で休薬を指示するようになり、適切に休薬指示が行われるようになったことが、導入前後の比較調査により明らかになっている(3)。

(4)長野県立こころの医療センター駒ヶ根

長野県の精神科医療の中核病院である長野県立こころの医療センター駒ヶ根では、２０１７（平成29）年3月から、外来患者からの処方薬等についてのより充実した情報提供や相談を望む声に応え「薬剤師外来」を開始した。短期間での再入院を減らすこと、服薬アドヒアランスを良好に保つこと、その人らしい生活を可能にすることを目的としている。

薬剤師外来は予約制の無料相談（面談）で、現在服用している薬の説明や服薬継続の必要性などの説明などを行う。利用者は、患者本人や家族同伴の患者が多いが、家族のみのケースもある。ある症例では、薬剤師外来を行うことで、処方内容に変化のない患者でも薬に対する満足度が高くなったという。薬剤部では、患者が薬について十分理解し、納得した結果であり、適切な薬物療法につながったと捉えている。

通常、処方医は処方の都度薬の説明をし、入院時には薬剤師による薬剤管理指導も行われている。ところが同院の薬剤師外来で行ったアンケート調査では「治療薬について詳しい説明を聞いたのは今回が初めてだった」との回答もみられた。薬剤部では、薬に対する説明は時間とともに記憶から薄れてしまう可能性が高く、定期的に薬剤師が指導を行っていくことが重要だと考えている。今後、より多くの患者に対し直接説明し、相談を受けながら、多剤大量処方の改善と副作用軽減、再発・再燃・再入院の防止を目指したいとしている(4)。

外来並びに入院時のポリファーマシー対策

ポリファーマシーとは、服用する薬剤数が多いことに伴い薬物有害事象が起こり、アドヒアランス低下等につながる状態のことをいう。近年、膨大な金額に上るといわれている残薬など社会的な問題とも関連し、改めて注目されている。飲み忘れや、飲み残しなどによる残薬の金額面の問題もさることながら、重複投与等による薬物相互作用など薬物有害事象の発生は大きな問題といえる。

何種類以上の薬を服用する状態が「ポリファーマシー」だという厳密な定義はない。しかし、「薬の種類が5剤以上」が転倒発生のリスク群とされ、5剤以上をポリファーマシーとするのが一般的なようだ。ただし、2、3種類といった少ない数でも有害事象は起きることはあり、現在では、多剤投薬でかつ害を及ぼすものが「ポリファーマシー」と呼ばれている。あくまで数は目安であり、実質的に問題とされるのはその中身ということになる。

2016（平成28）年度診療報酬改定で、薬剤総合評価調整加算および薬剤総合評価調整管理料が新設された。6種類以上の内服薬が処方されている際に、2種類以上の薬剤を減らした場合に算定できる。ポリファーマシー対策を目的の一つとした報酬だといえる。

多くの病院で、高齢者の安全な薬物療法ガイドライン（日本老年医学会）、高齢者の医薬品適正使用の指針（厚生労働省）、STOPPクライテリア／STARTクライテリアなどによってスクリーニングを行い、潜在的な不適切処方を検出している。その中心で活躍しているのが病院薬剤師であり、入院時の持参薬鑑別は、ポリファーマシーにつながる処方の是正を図る上で格好のタイミングといえる。

ポリファーマシーという現象が起きる理由の一つとして、患者の高齢化が挙げられる。年を取れば様々なところにガタはくるし、そのぶん薬も増えるということだ。処方する医師側の問題もある。前回処方の継続が基本ということもあり、現場の薬剤師からは「処方数は増えることはあっても減ることはあまりない」といった声も聞く。また、他科医師の処方には触れたがらないということもあろう。一方で、患者自身が抱える問題もある。例えば、きちんと服薬していないことを医師に打ち明けられず、自宅に残薬があっても、新たに薬を持って帰ってしまう。調子は良くなったのに、短い診察時間では医師に伝えられず、結果的に処方が継続されるといったこともあろう。多くの高齢者は抱える疾患が多く、多科受診をしているケースは少なくない。

また精神科では、古くから「抗精神病薬の多剤併用大量処方」が問題視されていた。最近の薬事新報の紙面から、精神科領域における病院薬剤師によるポリファーマシー対策の事例（※掲載時点）を以下に紹介する。広島県の草津病院の事例である。

草津病院では、２０１１（平成23）年に外来処方を全て院外処方に切り替えたタイミングで、病棟常駐業務やポリファーマシー対策などを始めた。同院では、かねてから患者が退院後、地域で自立した生活を送れるよう、なるべく服用する薬剤を最小限にとどめて服薬アドヒアランスの低下、副作用の増加を抑えたいと考え、向精神薬の単剤化処方を「病院の方針」とし、多職種チームで処方適正化に取り組んでいる。

外来患者に対して、薬剤師が中心となり、病院長、医師からなる処方適正化カンファレンスを行っている。カンファレンスでは、薬剤師が「多剤大量処方患者一覧」を作成し、介入が必要な外来患者について担当医師に助言し、減薬、処方の適正化につなげている。一方、入院患者に対しては病棟担当薬剤師が、各患者の処方内容について検討できる資料を作成し、月に一回開催される多職種による薬剤カンファレンスで、薬剤による影響などを確認している(5)。

真価問われる新「薬薬連携」

この項では新たな病院薬剤師業務として、外来患者に対する薬剤師業務、いわゆる薬剤師外来への対応事例を取り上げてきた。薬剤師外来において、主治医に先立ち薬剤師が患者と直接面談し、日々の生活情報を含め、服薬状況や副作用等の確認、患者の話を傾聴することで、より適正な薬物療法の実施につながっていることなどを紹介した。手術予定の患者であれば、術前中止薬を確認し、手術ができずに退院に至るといった事例も避けることができる。逆に、服用中止がリスクになるケースもあり、その情報収集と評価結果の提示は、麻酔医や執刀医の判断に大きく貢献することになる。

一般的には入院予定患者が日常的にどのような薬を飲んでいたかを知るには、「お薬手帳」が有用なツールの一つだ。現時点での処方内容がしっかり記入されたお薬手帳があれば、病院薬剤師にとっても非常に重要な情報になる。地域の保険薬局がかかりつけとして、その患者の全ての服用薬剤、服薬状況をお薬手帳等に網羅できれば、しっかりした患者情報として提供できることになる。その患者が入院したときにも安心・安全な医療につなげることができる。ただし、その確固とした仕組み作りは今後の問題ではあるが。

ポリファーマシー対策の関連では、保険薬局において併用実態の把握と残薬解消を目指したブラウンバック運動が行われてきた。病院薬剤師は、入院患者の持参薬鑑別等により、外来患者に対しては複数科による重複処方等の防止などの役割が求められる。病薬と保険薬局とがそれぞれに役割を果たしながら、相互に情報連係することで、多剤併用に起因する健康被害等を防ぐことが期待される。

院内業務を推進してきた病院薬剤師は、病院機能の分化と地域包括ケアシステム推進のなかで、外来患者にも目を向けた薬学的管理を進めようとしている。実績は積み重なりつつあるが、がんなど特定領域を除けば、診療報酬上の評価にはつながっていないのが現状である。一方、事例は少ないが外来患者を介し病院薬剤師と地域の保険薬局・薬剤師とが情報共有を進める事例もみられる。院内業務での確かな位置づけを踏まえつつ、地域との連携を進め、外来患者の医療の質的向上を図る取り組みは、これから本格化していくだろう。病院薬剤師業務は新たなステージに入った。

参考文献／引用文献
・「外来患者への薬剤師業務の進め方と具体的実践事例（Ver.1.0）」（日本病院薬剤師会、平成30年２月10日）http://www.jshp.or.jp/cont/18/0219-2.pdf（参照2019-06-26）
（１） 週刊薬事新報３０６５号（２０１８年10月４日発行）

（2）週刊薬事新報3058号（2018年8月9日発行）
（3）週刊薬事新報3042号（2018年4月19日発行）
（4）週刊薬事新報3034号（2018年2月22日発行）
（5）週刊薬事新報3102号（2019年6月20日発行）
・「ブラウンバッグでおくすりチェック」（広島県薬剤師会）http://www.hiroyaku.or.jp/brownbag/index.htm

FOCUS

革　新

オンライン／ICT・AI化が本質論に波及

服薬指導は新たなステージへ

小幡　豊和

厚生労働省の「オンライン診療の適切な実施に関する指針の見直しに関する検討会」（以下「見直し検討会」という）は2019年1月から議論が開始され、同年6月の7回目の会合で指針見直し案が示された。社会的にも関心が高い内容で、常に多くの傍聴者が集まっているが、率直にいって非常に慎重な議論を繰り返していた印象だ。

見直し案では、「禁煙外来」と「緊急避妊に係る診療」については、「例外的な対応が許容される」としたが、「初診は直接の対面診療を行うこと、直接の対面診療を組み合わせることが原則である」と改めて追記している。検討会構成員の大半が医師であるためか、オンラインであっても「まずは対面診療」という認識で一枚岩になっていた印象だ。

また、全国約10万軒の診療所における電子カルテ等の導入率が30％台にとどまっていることも慎重な議論に影響しているだろう。診療報酬請求事務に関しては多くの診療所で電子請求が普及しているが、カルテ等医療の実務のところに関してはまだまだアナログが主流であるのが現状だ。ただ、病床数が２００床を超えるような病院では電子カルテ等の普及が伸長しており、点数的な後押しをまって、診療所における電子カルテ等の普及に向けたスタートが切られるかもしれない。

ところで、実際オンライン診療をやってみるとどうなのか。見直し検討会の第４回会合に提出された、日本オンライン診療研究会が行った「実際にオンライン診療を実施している医師」へのアンケート結果を見ると、オンライン診療を導入した後の変化については「診療時間も効率性も変わらない」が最も多く１６８件中51件であった。次いで「一人当たりの診療時間が短くなり、効率性は向上した」が40件、そして「一人当たりの診療時間は変わらないが、準備等で時間がかかり、総合的に効率性が落ちた」が25件であった。この調査結果から示される現状は、まだオンライン診療を本格的に稼働させるには時間も準備も必要ということではないだろうか。

大局的な見地では、規制改革会議をはじめとする政府の方針、消費増税をきっかけにした電子決済の普及機運など、オンライン診療をめぐって、着実に外堀が埋められつつある印象だ。対面診療を基本に据える医療現場と規制緩和（電子化）を進めたい政府という2つの相反する流れの中で、厚労省がどのような舵取りを見せるかその手腕に注目が集まる。

一般用医薬品のネット販売解禁のように、鶴の一声でオンライン診療が急速に進むとは思えないが、初回対面の必要のないオンライン診療が、「禁煙」と「緊急避妊」のみにとどまるという確証的な要素も少ない。先行きの不透明さを滲ませるように、今回定められた指針案は毎年見直しを行える建て付けになっており、引き続きオンライン診療のあり方等の検討は続くことになる模様だ。

グレーゾーン解消制度というパンドラ

オンライン服薬指導に関しては、現時点（2019年7月）で専門的な検討会は開催されていない。見直し検討会の席上で厚労省担当者も服薬指導に関しては「診療とは別に整理を進める」と述べているが、具体的なスケジュールは白紙状態と言える。

ただ、既に下準備は整いつつあるのではないかと思える判断材料はある。それが経済産業省で展開されている「グレーゾーン解消制度」だ。薬局・薬剤師に関係するいくつかの事業でも規制の適用の有無が明確に示されている。このうちオンライン服薬指導に関連しそうな内容を3例紹介したい。1つ目が2017年（平成29年）9月に発表された「薬剤師が患者に薬剤の調製前に服薬指導を行い、その後、調剤された薬剤の郵送等を行うサービス」。2つ目が2018年（平成30年）6月の「薬局における営業時間外の薬剤の受け渡しサービス」。3つ目が2018年（平成30年）9月の「処方薬の送達サービスにおける郵便法の取り扱いについて」である。

趣旨が伝わりにくいこれらの通知だが、端的に言ってしまえば「情報提供（服薬指導）

とモノ（医薬品）は切り分けてもよい」という判断である。いずれの事業も法律に触れないのである。

グレーゾーン解消制度としてこうした判断が示される以前から、在宅医療を行っている薬局であれば、現場感覚で情報提供と医薬品供給を切り分けても問題がないと思っていたかも知れない。しかし、「経産省」が「厚労省に確認」して「ニュースリリース」するというインパクトは大きい。「地域の『普段使いの店』から『かかりつけ』へ」（102頁）で触れた経産省が関わった「厚労マター」の案件とは、まさしくこのことである。

時代の変わり目における薬局・薬剤師の立ち位置

「患者のための薬局ビジョン」や「地域連携薬局」、「専門医療機関連携薬局」などが盛り込まれた薬機法改正案から、これから求められる薬局・薬剤師の絵姿を描いてみると、全ての医薬品の供給を担いながら、多彩な方法で生活者・患者と繋がる薬局・薬剤師というものが描けるのではないか。そして、電子化が進み、情報提供と医薬品供給は別でよいとなれば、門前型・マンツーマン薬局への強い影響も考えられる。なぜなら平成時代に広まった日本型医薬分業体制は、立地場所による優位性が大きかったからだ。できるだけ短時間で受診と投薬を終わらせられることに主眼を置いた結果、病院・診療所と薬局が近接する状態となった。この構造形態は結果的に、診療を終えた患者が薬局に再集合する形となり、そこで生じる待ち時間の長さなどに不満が募る状況を招いた。

その一方で、病院・診療所で発行される処方箋を門前型・マンツーマン薬局以外へ持っていくという患者の行動変容は、ドラッグストアにおける調剤の売上高が9000億円、全体の10％に差し掛かる成長を見せていることからも明らかだ。その中にはメールやアプリケーションで処方箋を事前に送付し、買い物のついでに調剤された医薬品を受け取る患者も含まれているだろう。従ってこれまでのように門前型・マンツーマン薬局へ〝自動的〟に患者が足を運ぶことは、遠くない将来、減少が見込まれる。

ただし、「食いつなげるか〝保険〟薬局」（134頁）で触れたとおり、全ての患者・利用者の行動が変わるのはなかなか難しいため、一足飛びに門前型・マンツーマン薬局が厳しい状況を迎えるとは思えない。調剤報酬における点数設定はさておき、診療所も40年間にわたって役割を担ってきたマンツーマン薬局から処方箋を切り離すような舵取りを行うとは考えにくい。また、高齢患者も、かかりつけとなっている診療所・保険薬局に医療を任せたいという思いもあるだろう。従来の日本型医薬分業は、患者の世代交代等により、オンライン上での診療・服薬指導が加速することによって変わっていくのではないだろうか。

経産省のグレーゾーン解消制度で示された法的解釈に加えて、厚労省から「調剤業務のあり方」という物議を醸す通知が出されて以降、薬剤師の界隈はその受け止め方が賑やかなことになっている。これら法的解釈の話題に加えて機械化・ＩＣＴ化の進展も薬剤師業務に影響を及ぼすことになるだろう。調剤業務の最終的な責任者は薬剤師であるという原則は変わらないなか、処方箋に記載された医薬品の取り揃え、監査前に行う一包化された薬剤の数量確認などは薬剤師以外のスタッフ、もしくは機械化が進められ、薬剤師とどこでアクセスするかという選択肢が患者・生活者に与えられることになる。

そこで改めて取り上げておきたいのが、「調剤の定義」だ。我が国では、医薬分業が実質的に始まって10年が経過した頃に行われた国会答弁が定義の基本となっている。１９８4年（昭和59年）６月28日の第１０１回国会社会労働委員会で、当時の厚生大臣・渡部恒三議員、網岡雄衆議院議員、厚生省薬務局の正木馨局長らが出席し、行われた次の答弁である。網岡議員の質問に答えて正木局長は、「薬剤師の専門性というものが強調される本質的な部分はなにかということでございますが、処方せんの監査、それから疑問点を照会する、それからそれに対する回答の処置をする、それから薬剤を確認する、秤量をする、混合する、分割をする、あるいは薬袋、薬札のチェックをする、それから薬剤の監査をする、服薬指導をする、こういう行為は調剤の本質的な部分だと思います」と答えている。また、調剤の非本質的な部分については、「薬袋、薬札の記入をするとか、（中略）予製剤にかかる機械操作をするといったようなもの」と例示している。

昭和、平成を経て令和の時代を迎え、非本質的な部分の多くは既に機械化が進んでいる。今後の技術革新により調剤室の補助的な業務はますます代行化が進むことは確実視される。２０１９年2月から薬剤の調製や収集業務の9割を自動化するという実証実験に乗り出したドラッグストアのトモズ（松戸新田店）では、自動化により、付加価値の高い患者との対面業務に注力するとしている。実証実験の内容を紹介するプレスリリースでは、欧米などで稼働している手間のかかる調剤業務を一手に担う分包センター開設の可能性をも示唆している。同社が、遠くない将来、服薬指導と医薬品供給が完全に別工程で行われる姿も視野に入れていることの証であるだろう。

薬剤師アクセスが急増する未来も

少し話が逸れるかも知れない。米国に本拠を構えるIT企業Google、Apple、Facebook、Amazon、4社はその頭文字を取って「GAFA（ガーファ）」と呼ばれている。G20でも議題として取り上げられるなど、GAFAの存在無くして世界が成り立たなくなるほどの影響力を誇っている。非公開の場であったため実名は伏せるが、GAFAの日本法人の方から話を聞く機会があった。その際、このようなことを述べていたので紹介したい。「いま世界に広がっている情報の多くは、GAFAを経由している。メディアのみならずSNSで発信される情報を含めると、総量は既に人間が理解できる許容範囲を遥かに上回っているが、今もなお急激な速度で拡大している。もはや人間が情報を整理することは相当に難しくなっている」。そしてこのように言葉を続ける。「遠くない将来、人間が一定程度設定した条件に基づいてＡＩが予め情報を取捨選択し、その抽出された中身について、最終的な選択・決定を人間が実施するようになる」。

本題に戻ろう。暮らしの中で既にＩＣＴ・ＡＩは登場している。例えばスマートスピーカーと呼ばれる機器はテレビＣＭなどでもご存知の通りだろう。近い将来、自分に処方されている薬の情報、服薬時間の管理、リスク因子などについて、自らＩＣＴ・ＡＩを通じて検索・入手することが普通になる。そうなると、真偽も定かではない情報をとにかく信じてしまうような危険性も増加する。これまでも医療情報等に詳しい患者層というのは一定程度存在していたと思うが、今後はその深度と範囲が拡大するだろう。従って、薬剤師に要求される情報提供の範囲がこれまでと大きく変わる可能性もある。情報過多社会における薬剤師の本質的な業務、調剤そして服薬指導とはどのようになるのか。ＩＣＴ・ＡＩを利用して情報の海から真偽もわからない大量の情報を抱えた患者・生活者にとっては、薬剤師からどのような情報を得たいと考えるだろうか。

一つ考えられるのは、オンライン服薬指導が一般的になった社会では、服薬指導という情報の枠にとらわれない、様々な情報を求めて薬剤師へのアクセスが急増するのではないかということ。患者・生活者が薬剤師を頼ってきたとき、これまでのような添付文書を基本とした情報提供だけで足りるだろうか。従来の認識を超えて薬剤師という専門家としての答えを患者・生活者に用意できるか。これから歩む時代を見据えた「オンライン服薬指導」と「薬剤師アクセス」について日薬などは本格的な議論を行う必要があるのではないだろうか。

薬局薬剤師が収集できる情報の重要性

東京都薬剤師会が2018年（平成30年）に実施した医薬品の品質調査をご存知だろうか。調査報告には次のような結果がまとめられている。「40℃±2℃、湿度75%±5%の環境下に、一包化された薬剤を置いておくと、品質の劣化が疑われる状態になる」。このような情報は添付文書に記載されている訳ではないし、GAFAでも見つけにくい生の情報だ。詳しくは都薬の『一包化調剤に伴う医薬品の品質調査』を読んでいただきたいが、要は、夏場の室内に一包化された薬剤を長時間置いたままにしておくと正しく効能効果を発揮できなくなるおそれがあるということだ。調査の背景にあるのは「高齢社会と長期処方、気温の上昇傾向」だと都薬は説明する。

オンライン服薬指導やＩＣＴ・ＡＩなどが浸透した世界で求められるのは、このような視点と取組、そして情報ではないだろうか。端的に言えば、暮らしと薬剤を照らし合わせる視点。調剤業務が部分的に機械化・助手化されたとしても、この視点は薬剤師にしか持ち得ないのではないか。

現場で収集される情報にこそ本質的な価値が眠っている。それこそ保険薬局・薬剤師が存在する意義であり、その発信をする必要性があることは、「食いつなげるか〝保険〟薬局」の節でも指摘させていただいた。筆者としては改めてこの重要性を強調したい。共用品推進機構が２０１６年（平成28年）３月に発表した「医療機関に関する良かったこと調査報告書」には、薬剤師が実施した細かな心遣いが記されている。一例を紹介すると「薬の分包、目印や輪ゴムやクリップなど、触って分かる工夫をしてくれる（弱視の患者）」、「私が聞こえないとわかるとマスクを外すか、筆談してくれました（ろう者の患者）」といった対応。診療報酬や調剤報酬の点数的な視点ではなく、目の前の患者・利用者を見て、自ら判断した結果が、相手の心に届いたものばかりだ。

インターネットによる検索で得られる不正確な情報の収集とその拡散は、今後も止まることはないだろう。そうした状況下で薬局やドラッグストアで直接コミュニケーションを取ってくれる薬剤師、またはオンライン上で個別具体的に情報提供をしてくれる薬剤師をどれほど増やすことができるだろうか。

現在、準備が進められている地域連携薬局などは、実によくできたネーミングだと思う。なぜなら地域連携という言葉によって非常に多くの意味を持たせることに成功しているからだ。それは医療機関のみならず、介護職、生活者・患者との連携も含まれるし、薬局とドラッグストアの連携も含まれるだろう。患者のための薬局ビジョンのサブタイトル「門前からかかりつけへ、そして地域へ」には、医療機関に付随する存在から主体性を持った専門家へ、そして個人を支える頼れる隣人へと変わって欲しいという願いが込められている。薬剤師の方に重ねて強調したいのは、情報とモノについての関連性を暮らしの視点で分析して欲しいということだ。

「オンライン診療」、「オンライン服薬指導」という言葉で表される変化は想像以上である。一方、患者・生活者はいつの時代もどのような状況になっても、医療に対する不安を抱いている姿は変わらない。薬局・薬剤師と共に歩いてきたメディア人として、今一度提言したいのは、施設力と専門性に自信を持っていただきたいということ。そして日々の仕事で疑問に思ったことを医師、患者さんに発信していただきたいということだ。

２０１７年（平成29年）に開かれた『高齢者医薬品適正使用検討会』第1回会合の中で、「高齢社会をよくする女性の会」の樋口恵子委員がこんな発言を残した。「60代のときに頂いた薬を今までもう20年飲んでいるのです。その間、老いというものは一人一人老いてみないと実感できないと思うのですが、運動量の低下、食べることが好きだった私の食欲がなくなる、そして運動機能も衰えていく。時々刻々、老いは人の上に及んでおりますのに、20年前の処方は変わっておりません」。

筆者はこの言葉こそ、今そして未来の薬局・薬剤師にかみしめていただきたいと思う。交通事故で亡くなる方は年間３５００人（警察庁発表２０１８年）まで減少したなか、家庭のお風呂で命を失う方は年間５０００人（厚生労働省・人口動態統計２０１８年）にのぼるのが現代だ。高齢者における薬物動態は未知の部分は少なくなく、高血圧症治療薬を服用して意識を失う危険性は添付文書情報よりも実際のほうが高いかも知れない。漫然と淡々と仕事をこなすのではなく、今一度、目の前の患者さん、生活者に集中することの重要性が、オンライン診療・服薬指導に際してクローズアップされることになるのではないだろうか。

参考
ドラッグストア業界研究レポート2019年前期

ＡＩの登場で薬剤師は「不要」になるのか

望まれる対人業務の進化と深化

髙塩　健一

しばらく前の話になるが、野村総研が「日本の労働人口の49％が（技術的には）人工知能（ＡＩ）やロボット等で代替可能に」というニュースリリースを発表した。大きな衝撃を受けた。なんとなくＡＩ、ロボットに対して〝脅威〟を感じたという人も多いのではないかと思う。

ところでＡＩとは何なのか。正確に答えられる人は意外と少ないように思う。ということで、少し調べてみた。「ロボットと共生する社会脳-神経社会ロボット学」（シリーズ第

9巻、2015年12月、新曜社、編著者苧阪直行・日本学術会議「脳と意識分科会」委員、京都大学文学博士）によると、こうある。そもそも「AI（Artificial Intelligence）という研究分野」が、世に出たのは1956年の米・ダートマス大学で開かれた研究集会。当時はあくまでコンピュータ科学の「一つの研究分野」の括りに過ぎなかった。

2016年から総務省「AIネットワーク化検討会議」の座長代理を務めた平野晋氏（中央大学総合政策学部教授／弁護士・ニューヨーク州）の著書「ロボット法　AIとヒトの共生に向けて」（2017年11月、弘文堂）によると、AIとは、知的行動を示す機械を作り出すことを扱うコンピュータ科学の一種であり、ヒトの介在なしに、新しい知識を取り入れて、自身の意志決定（能力）を向上させることができる――と述べている。また、人間とAI（ロボット）との役割分担は留意すべき事項であって、例えば医師であれば診断、弁護士であれば法令の解釈や適用に際し、AIに委ねても良い事項の法的範囲が問題となる――と指摘している。

まだ、研究分野の1つに過ぎない「ロボット法」だが、既に半世紀以上を経たAI研究の進歩を踏まえ、現実味を帯びてきたようだ。東京五輪開催が直前に迫っているが、20

2０年頃を目処に各自動車会社が自動運転の実用化を進めている。その際の自動運転のレベル分けと運転者の責任範囲の関係など、ＡＩが社会システムに導入されるに当たって考えなければならない法的課題は少なくない。

これまでにＡＩの研究成果は工業生産での活用だけで無く、「労働」を目的としない、遊び、娯楽の世界でも活用されている。古いフレーズだが〝機械仕掛け〟のペットが登場し、話題になっている。生きたペットに替わり、家中を自由に動き回り、その〝眼〟と〝耳〟で、〝飼い主〟それぞれの声や行動パターンなどのデータを収集、処理し、ペットらしい最適行動へと活かしていく。恐ろしく賢いペットへと急速に育っていくようだ。これらはホンダのＡＳＩＭＯのように人型ロボット、社会的ロボットというそうだ。

欧米ではロボットは〝脅威〟

日本ではロボット好きだ、という人が多いのではないか。世代にもよるが、個人的にロボットといえば、手塚治虫先生の代表的な作品、あの鉄腕アトムをイメージする。それ以前のロボット（あくまでアニメだが）といえば、鉄人28号など。ロボットとは人間が操作・操縦するものだった。しかし、アトムの登場により、空想の世界とはいえ、ロボットが人間の友達のように、一気に近い存在になった。いまから思えば、ＡＩを搭載し自ら考え、そのために人間らしい〝悩み〟も抱えたロボットとして描かれていた。ちなみに、前述の平野氏いわく、その〝人間らしい悩み〟がロボット法における重要なテーマだという。ともかく、当時の子供達にとっては、アニメのなかの登場人物と同期し、アトムを〝ともだち〟として強い親近感をもって、その悩めるロボットに共感し、その活躍を応援していたように記憶している。

このロボットに対する認識が、少なくとも日本と欧米でかなり違っているという。前述の平野氏著の「ロボット法　ＡＩとヒトの共生に向けて」にその違いを示唆する「ロボットの文化史」が示されている。

その始まりは紀元前まで遡る。ホメロスの「イーリアス」に、工学技術の神「ヘーパイストス」が「黄金の奴隷」という知的ロボットを創ったという話しが出てくる。また、ユダヤの古い伝承のなかに「ゴーレム」という粘土人形が登場する。これらが〝ロボット〟

の起源とされている。

その後、1495年にレオナルドダビンチが「機械的騎士」というアイデアを披露。1818年にはメアリー・シェリーによる人造人間「フランケンシュタイン」が公表される。1883年（明治16年）には、有名な木彫りの操り人形「ピノキオ」が登場する。この本当の人間になりたいという「ピノキオ的願望」は、フランケンシュタインにも通じるテーマであり、「ロボットが〝人権〟を要求する」という、ロボット法学の議論を先取りしていると平野氏は解説している。

また、1918年（大正7年）には、カレル・ペチャックの戯曲「ロッサムの万能ロボット」が公開され、このときチェコ語のrobotaが英語読みでrobotと呼ばれるようになったという。さらに、1927年（昭和2年）にドイツ人監督のフリッツ・ラングによる無声映画「メトロポリス」が公開される。ここで現在にも通じる機械（ロボット）が登場する。さらに1942年、三大SF作家の一人とされるアイザック・アシモフが「堂々めぐり」を発表。このなかで有名な「ロボット工学3原則」が登場する。

それから約10年後の1951年（昭和26年）に日本ではマンガ「アトム大使」の主人公

として鉄腕アトムが登場。61年（昭和36年）には「鉄腕アトム」がTVデビューした。前述の米・ダートマス大学で開かれた研究集会でのAI登場は1956年のこと。その数年後自ら考え、人類に貢献するロボットが登場。手塚治虫氏の卓越した才能に改めて感服するとしかいいようがない。

その後、SF作家の大御所アーサー・C・クラーク著に基づく映画「2001年宇宙の旅」が、コンピュータ、AIに対するある種の恐怖心を啓発した。人工知能型ロボットHAL9000（ハル）が宇宙飛行士を殺害するという衝撃的な内容だった。世界的にも人工知能（AI）という言葉が広く普及したきっかけになったのではなかろうか。その後も主にハリウッド映画のなかでスターウォーズ、ブレードランナー、ターミネーター、マトリックス、アイロボット、エリジウムなどの映画が次々に公開された。

これらの映画に共通するのは、ロボットが人に歯向かうという、古い物語から続く「脅威としてのロボット（AI）」が描かれていることである。そもそも人が〝人〟を作ろうとする試みは、人が神のごとく振る舞おうという行為であり、いずれ報いがくるという、〝西洋思想・発想〟が色濃く滲み出ているのかも知れない。

一方の日本では、鉄腕アトムに代表される社会的ロボットが次々に登場し、人類に平和をもたらす存在、〝ともだち〟として描かれていることが多いようだ。

現物のロボットとしては、１９９９年にソニーからイヌ型ロボット・初代ＡＩＢＯが登場した。翌年にはホンダのＡＳＩＭＯ、まさに人型ロボットであり、その姿にアトムを重ねた人もいたのではないだろうか。その後、ｐｅｐｐｅｒ（ペッパー）、新型ＡＩＢＯ、アザラシ型癒しロボットのパロなど、様々なパーソナルユースのロボットが登場、市販されるに至っている。そういう意味では、日本ではそもそもロボットに対しては好意的な文化圏にあるといえよう。国や地域により、それぞれの文化的背景に基づく認識の違いといったことも、今後のＡＩやロボットと人との関わり方、あるいは受け入れ体制・環境にも影響を及ぼすのではなかろうか。

日本の労働人口の約半分が〝代替可能〟とは

ロボット（ＡＩ）を友人のように感じ、その存在に寛容と思われる日本人でも、野村総研の「日本の労働人口の49％が（技術的には）人工知能（ＡＩ）やロボット等で代替可能に」（２０１５年12月）というニュースリリースをみれば、多少とも脅威を感じたのではなかろうか。

専門職の１つである薬剤師も将来、ロボット、ＡＩに代替されてしまうのであろうか。２０１８年にＡＩ時代における薬剤師業務のあり方を焦点とした、ある薬学系学会のシンポジウムでお話させていただいた時、会場の皆さんに薬剤師業務が代替されてしまうと思うかどうかを、「ＹＥＳ」ｏｒ「ＮＯ」で、ご意見を求めた。流石にＹＥＳに手を挙げた人はいなかったように記憶している。私も、そうあって欲しいとは思っているが、本当にそうなのだろうか。

野村総研の報告書で、取り上げた職業は、「労働政策研究報告書No. 146　職務構造に関する研究―職業の数値解析と職業移動からの検討―」で対象とした６０１種類であった。同報告書では６０１種類それぞれに、コンピュータ技術による代替確率を試算し、代替可能性が低い１００種、高い１００種の職業が明記されている。

さて、どのような職業が列記されているのか。「代替可能性が低い職業」の一覧を見ると医療・介護系の職業が目につく。例えば外科医、言語聴覚士、作業療法士、産婦人科医、歯科医、獣医、柔道整復師、小児科医、助産師、精神科医、内科医、鍼灸師、理学療法士が明記されている。お気づきのように、残念ながら「薬剤師」がこの「代替可能性が低い100種」には含まれていない。ちなみに看護師もだが。

対象となる職業を選んだ元となる労働政策研究報告書「職務構造に関する研究」では、職務の多面的尺度化と新たな情報収集を行ったとある。職務内容を尺度化、つまり数値化したというのだ。そこで同報告書に当たってみた。すると職務の多面的尺度化とは、①職業興味②価値観③仕事環境④スキル⑤知識の5つの領域について大規模web調査を実施し、その因子を分析し、これを数値化したという。その際、実際に各職種30名以上から、得た評定結果を集約したそうだ。30名が少ないか多いかは別にして、実際の業務に就いている人30名以上の〝自身による評定結果〟が示されているという点は興味深い。

そこで薬剤師とともに「代替可能性が低い100種」から漏れた看護師、他に外科医、歯科医師、内科医の職業を選び、違いを探ってみた。その際、焦点を当てたのは、前述の②価値観（達成感、成長、社会的地位、人間関係、自律性、労働条件）、④スキル（基盤、数理、テクニカル、ヒューマン、システム、モノ管理）で、各職業間にどの程度違いがあるかである（図表1）。

図表1は各職業それぞれの数値（職業内容基準数値：実際に、その職業に就いている人が評定した結果）を単純に、棒グラフで示したものだが、「薬剤師」は②価値観のうち「労働条件」が、他の職業を制してトップであった。しかし同じ価値観の領域6項目のうち「自律性」「達成感」は低く、共に〝マイナス〟評価となっている。④スキルの各因子ともに他職種に比べ低い値で、全体を通して薬剤師の数値は低い。

②価値観の6項目のうち、「自律性」は看護師とともに極端に低いことが見てとれる。同様に「達成感」については看護師よりも低い。極端な言い方かもしれないが、他の医療職と比べ薬剤師は、「自らの職業に対する自己評価・自己肯定感が低いのではないか」と思ってしまう。これと連動してか「社会的地位」については、マイナス値ではないが、他職種のなかで最も（自己）評価が低く、大いに気になってしまう。いわば自らの職業に対する評価、自己肯定感が低い、高くないという点は、ＡＩ、ロボット化という「技術的進歩による業務の代替がどうのこうの」という以前に、職業そのものの存続に大きな影響を

図表１　医療系職種を中心にした職務内容基準数値

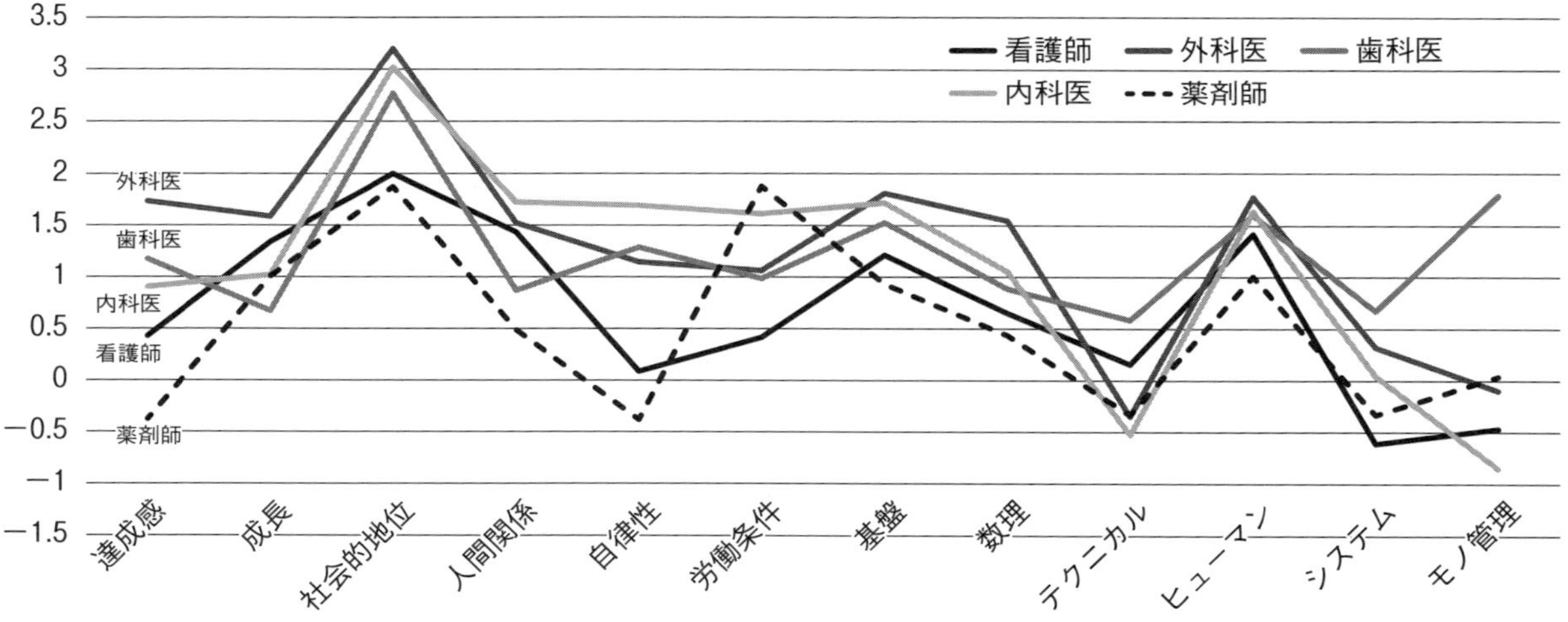

職務内容基準数値：601職業の職業興味６項目、価値観６項目、仕事環境５因子、スキル６因子、知識７因子の計30の数値は職業毎の基準値といえる。これにより職業間の関係を見ることができる。

（労働政策研究報告書No.146「職務構造に関する研究」より作成）

及ぼすのではないかと心配になる。

政府がＡＩ化・ＩＴ振興を目指す理由（わけ）

さて、佐藤栄作、吉田茂に次いで、近年稀にみるほどの首相在任期間の長さを誇る安倍内閣（第一次含め）だが、その間にインターネットを介した〝流通改革〟を始めとして、ＩＴ・ＩＣＴ、ＡＩに大きな期待を寄せ、積極的に推進策を進めてきたという印象がある。実際に、近年はＩＴ・ＡＩ関係の政府の審議会等も多く、日本再興戦略（２０１３〜16年）、未来投資戦略にも、その振興と対応する施策の実行計画などが盛り込まれている。

総務省では２０１６（平成28）年1月に、ＩＣＴインテリジェント化影響評価検討会議を開催。その年4月にはＡＩネットワーク化検討会議が中間報告、さらに10月にはＡＩネットワーク社会推進会議に名称を改めて開催。というようにＡＩネットワーク社会を推進していく立場を明確にしている。その翌年の17年には同会議が報告書をまとめ、このなかで「ＡＩ開発ガイドライン案」を作成している。

一方、厚生行政でもＡＩに対し早くから取り組みがされ、２０１５年に20年後を見据えた保健医療システムについて「保健医療２０３５」として提言を発表している。このなかでＡＩの活用が多くの人々に健康な生活をもたらす。医療や介護に従事する人々の仕事も、より負担が少ないものになる――と指摘。17年の「保健医療分野におけるＡＩ活用推進懇談会」報告書では、山積する課題を克服するため、イノベーションの常時積極的な促進が必要、その中核はＡＩだと述べている。その上で保健医療分野において重点的にＡＩ開発すべき6領域が、タイムスケジュールとともに示された。

また、厚労省では当初、団塊の世代が後期高齢者に突入する２０２５年を一つのメルクマールに様々な提言、発信をしてきた。しかし、最近は既に高齢者人口の増加問題よりも、急激な人口減少、特に生産年齢人口が急減することを問題視している。当然、厚労省の立場からは、医療や介護の担い手の急減、深刻な人手不足が、医療・介護制度の存続を左右する大きな課題になる。そこで求められるのが介護ロボットや各種センサー等による介護支援システムをはじめとした、保健医療分野におけるＡＩ開発ということになる。

既に多くの場面で目にする機会はあるとは思うが、図表2のように日本の人口は、２０

図表2　わが国における総人口の長期的推移

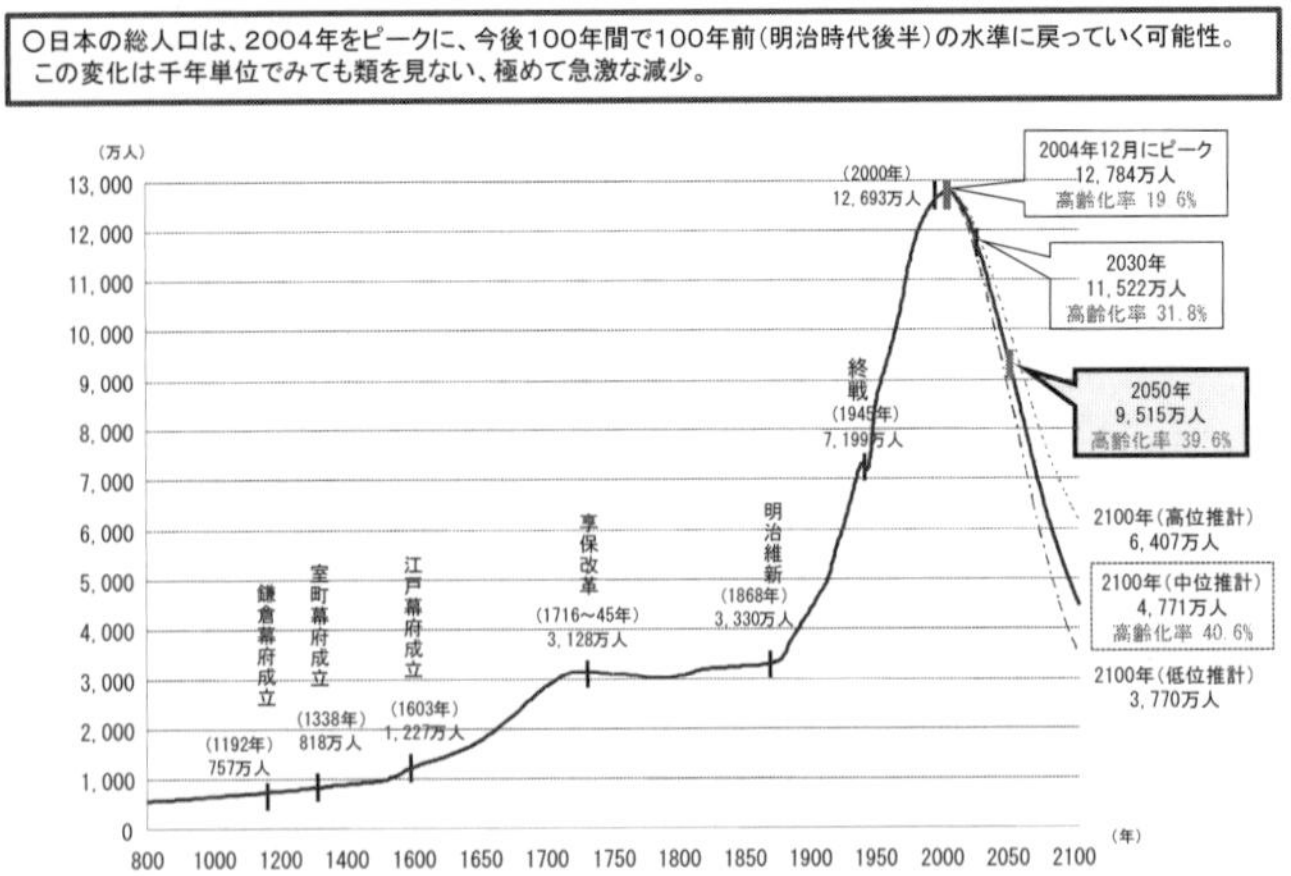

（出典）　総務省「国勢調査報告」、同「人口推計年報」、同「平成12年及び17年国勢調査結果による補間推計人口」、国立社会保障・人口問題研究所「日本の将来推計人口（平成18年12月推計）」、国土庁「日本列島における人口分布の長期時系列分析」（1974年）をもとに、国土交通省国土計画局作成

０４年をピークに急激に減少していくことが知られている。総務省「国勢調査報告」「人口推計年報」などを元に、いくつかのグラフが作成されている。04年頃をピークにその後１００年間で、１００年前の明治時代後半の水準まで人口が激減すると推計されている。特に生産年齢人口が急激に大きく減少する。相対的に高まる高齢者比率のなかで、医療介護保健分野の人材不足は深刻にならざるを得ない。

２０１９年に入り、新たな〝移民施策〟が講じられることになり、今後、日本の総人口がどのような変化を遂げていくかは想像しがたいが、日本人に限っていえば、医療というデリケートな領域に、人材がない以上、政府方針として人の労働を効率化させせつつも、AI開発を含め機械・ロボットに代替させていこうと考えるのは、ごく自然な流れといえる。

ちなみに、2018年6月に閣議決定された「未来投資戦略2018―『society5・0』『データ駆動型社会』への変革―」で示された「基本的な考え方」の中でも、「日本は世界に先駆けて人口減少に直面することから、他国に比べ、失業問題といった社会的摩擦を引き起こすことなくAIやロボットなどの新技術を社会の中に取り込むことができるという点で有意な立場にさえある」とし、AI・ロボット化の推進を非常に強く打ち出し、期待を寄せていることが分かる。しかし、既にいま、GAFMA（Google、Amazon、Facebook、Apple、Microsoft）と言われる巨大IT関連企業が、AI開発にも乗りだし一定の成果をあげている。このままではわが国も〝巨人〟に飲み込まれていくのではなかろうか。

このようなAI、ロボット等に加えビッグデータ、IoTといったコアとなる技術革新を第4次産業革命というが、前述の投資戦略で「第4次産業革命の技術革新により、人間がこれまで行ってきた単純作業や反復継続的な作業はＡＩ、ロボット等が肩代わりし、３Ｋ現場は激減する。（中略）ＡＩ時代に対応できる能力を身につけることにより、老若男女を問わず、あらゆる人々に、やり甲斐や、よりキャリアアップした仕事を選択するチャンスが与えられる」としている。

つまり、単純作業、反復継続的な作業は「人の仕事」ではなくなる。よりクリエイティブな仕事ができなければ、仕事にあぶれますよと言われている。ＡＩ、ロボット（ＡＩ）による作業が、その仕事の一部にとどまるのか、仕事（職業）そのものを代替するのか、薬剤師としても、その視点を踏まえ、改めて現状の仕事内容を検証し、整理してみる時期なのかも知れない。いままさに、タスクシフティングの時代に突入している。

財政面から厳しい視線浴びる薬局・薬剤師

「たられば」はさておき、前述の人口推移を見れば医療・介護・保健分野においても将来的な人材不足は深刻だ。従って、その職種自体は安泰という見方はできる。ただ、ご承知のように医療保険制度の領域では効率化・適正化という名の費用削減策が突きつけられている。なかでも薬剤師、特に調剤報酬と薬価に対しては、内閣府・財務省あたりから「非常に厳しい視線」が向けられている。18年度診療報酬改定でも、院内処方と院外処方との費用の差が、対費用効果という側面から大きく取り上げられた。相変わらずの「院内・院外格差」一点での理論展開ではあるが、財政を握る者からの厳しい視線、姿勢に変わりはない。薬局・薬剤師の役割、責務、さらに言えば存在意義さえも問われている。

厚労省ではそのような「院内・院外格差」に対しては、「そもそも院内のことと薬局のことを費用面から検証するということ自体が不適切」としながらも、病院薬剤部と薬局それぞれの役割を（内閣府・財務省に）紹介し、院外の薬局では疑義照会で重複投薬が回避され薬剤費抑制につながると説明している——と、井原和人厚労大臣審議官（2018年5月、NPhA特別講演）はいう。ただ、「今後ともこのような視点での問題提起は続くと思われる。厚労省としては、単なる調剤では評価しようがないことを既に表明している。当面、多剤投薬の問題解決に寄与する業務が望まれている」とも発言。薬局・薬剤師側からの当然の反論を厚労省として支持しているものの、機械的な取り揃えに等しい調剤では評価のしようがないと断じている。

機械的な取り揃えとはまさに、ロボットやAＩの得意分野であり、全体の方向性としては自動化される業務（作業）であろう。既に病院薬剤部では、施設間格差はあるにせよ、注射薬調剤（取り揃え）を含め大規模な〝調剤〟業務の自動化が進みつつあり、薬局においてもいずれ訪れる変化であろう。

直近では、２０１９年4月2日付の厚生労働省医薬生活衛生局総務課長通知（薬生総発０４０２第1号：０４０２通知）による「調剤業務のあり方について」により、薬剤師以外の者に実施させることが可能な業務の基本的な考え方が、改めて文書で示された。逆に言えば、薬剤師以外の者に実施させることが可能な業務ではない業務が、薬剤師の本来業務であるとも言えよう。究極的には、対物業務（作業）が薬剤師の手から離れようとしている。

特に情報通信技術の活用に焦点を合わせれば、「ＩＣＴ、ＡＩ化時代における薬剤師の役割とは何か？」ということが論点だ。元日本病院薬剤師会副会長の土屋文人氏の言葉（第12回医療の質・安全学会学術集会会長講演より）を借りれば、「ＡＩを正しく活用するには、まず、現時点で得られるデータは処方情報、投薬情報のみであって、（薬を）飲んだ結果あるいは飲まなかった結果の情報ではない、ということに留意する必要がある。すなわち、医療・薬物療法の実際を反映したデータにはなっていない」。

さらに、「薬物療法に責任を持つ薬剤師がすべきことは、処方された薬剤がいかに服用され、その結果どうなったかを把握し、その結果について評価し、情報を蓄積すること。その生きた情報なしに、ＡＩは育成できないのではないか。ここで大事なことは薬物療法の専門家（職）がＩＣＴ化、ＡＩ開発においてもしっかりと関わっていくこと。情報処理の専門家に任せっきりにしてはいけない」とも述べた。

ロボット、ＡＩなど含め機器、機械導入による効率化とは、本来業務を行うための補完的なものに過ぎない。ところが〝対物から対人へ〟という薬剤師業務の大きな変革にしても、この数年来の厚労省発の〝薬局ビジョン〟や調剤報酬改定等を含めた各種施策、そして０４０２通知に至るまで、薬剤師は、あるいは薬剤師会は言った方が良いか分からないが、〝極めて受動的〟な変革を迫られているように映る。

決して薬剤師自らビジョンを描き、自律的、能動的に変革を進めていこうとしているようには映らない。目前に迫るICT、AI化時代においても、情報処理の専門家が創出するICT・AI化成果物に、薬剤師が全面的に依存する、あるいは〝AI〟に指示されるような未来が来ないことを祈りたい。少なくとも未だ発展途上にあるAIに対して、薬物療法の専門職である薬剤師が、積極的に関わる必要があろう。また、リアルな患者に寄り添うなかで、臨床データを集め、安全な薬物療法、医療安全につながげるようAI育成を進めていただきたい。幸い、最近の日薬学術大会等の機器展示などを観ると、薬剤師目線でのICT・AI関連機器の開発・実用化が散見される。さらなる展開に期待したい。

参考
ロボットと共生する社会脳―神経社会ロボット学（シリーズ第9巻、2015年12月、新曜社、苧阪直行編著）
ロボット法　AIとヒトの共生に向けて（2017年11月、平野晋著、弘文堂）
労働政策研究報告書No. 146　職務構造に関する研究―職業の数値解析と職業移動からの検討―
「未来投資戦略2018―『society5・0』『データ駆動型社会』への変革―」

“完全”覆面座談会（編集後記に代えて）

テーマ「薬剤師・薬局の現状と将来に思うこと」

TK 人口激減時代における地域包括ケアシステム構築に向けて、薬剤師、薬局、薬剤師会が取り組むべき課題も山積しています。それら課題や今後の展望といったところを、今回皆さんと手分けして書かせていただきました。書き終えての感想、改めて気づいた点など、ざっくばらんに話してもらえますか。

OT 今回は、執筆の機会をいただきありがとうございます…

TK 前置きはなしでお願いします（笑）

OT 今回担当したテーマは薬局関係のことが多かったのですが、保険薬局は、今まで対外的なアピールが不足していたということを改めて感じました。また、医薬分業率が右肩上がりだったこの40年間、医師、処方箋ばかりを追い続けてきた薬局に対して、ドラッグストアは、生活者に近づく、その歩み寄り方が上手かったと思います。実は20年以上も前ですが、ドラッグストアで働いた経験もあります。その後10年以上も取材する側で見ても、そう思います。逆に、その歩み寄り方が薬局の課題でもあると感じました。

TK 店舗を訪れる人を消費者、生活者という視点で見ているか否かという違いでしょうか。

OT 多くのドラッグストアは当初、処方箋は取扱っておらず、生活用品と一般用医薬品などの安さが魅力で利用されるようになったと思います。保険薬局とは経営の方向性、そのスピード感の違いを感じます。薬局側は、医療保険以外の世界を見る視界が狭かった。ただ、ドラッグストアのスピード感を目の当たりにすれば、生活者の需要、要求が分かっていても、実際には動けないという側面もあったのだろうと思います。

TK 東京・山手線の駅近にある調剤併設のドラッグストアなどは、昔からあった街中の大きな薬局というイメージですが。

OT 確かに愛知に本拠のある某薬局も大きな薬局として営業していますね。日本にはドラッグストアと薬局を合わせると約8万軒あります。それぞれの経営判断の結果とその積み重ねが、ドラッグストア業界の伸展、保険薬局のバッシングという今に至っているのではないでしょうか。こうした状況を変えるのは大変だと思いますが、8万軒の「施設力」を活かして、業界全体として発展できれば良いのではないでしょうか。

UN 私は病院薬剤師（以下、病薬）、病院薬剤師会をメインに取材していますが、薬剤師業務という意味では、病薬が先を走っている印象です。本書では、できるだけ先端的なことを紹介したつもりです。薬局・ドラッグストアには健康な人も来ますが、病院の場合は医療提供であり、病気を抱えた人が対象です。また、病薬はいま入院患者に向けた仕事が中心なので、その辺が大きく違いますね。

TK この30年間に医薬分業が大きく進んだため、病薬側の処方箋調剤という仕事が消えていきました。病院側にとって院外処方箋発行率の全国平均はともかく、その病院が医薬分業をすれば、処方箋調剤業務が大きく減り、それ以外の活動・仕事をするしかなくなった。究極的には、外来調剤の分を稼がなかったら不要人員という扱い。そこで新たな業務を創出し、取り組んできたともいえます。後がなかった訳ですから、全体として病薬は鍛えられてきたと思う。その1つの展開が専門薬剤師や研修認定薬剤師で、未だ、専門薬剤師といえば病薬という感じですよね。

また、専門医療に精通する薬剤師がいるのが病院ですから、薬学生が憧れる大きな要素の一つだと思います。どの程度アピールできているかはちょっと疑問ですが。

OT そういった専門性という意味で、保険薬局を外から見ると、薬局薬剤師の業務は、やや、ぼやっとして見えますね。

○「薬局のグランドデザイン」の真価

TK TSさんは、いわゆる分業に焦点をしぼり、薬剤師会の不出来な点を本書で指摘していたかと思いますが。

TS 私が皆さんの原稿を読んで興味深かったのは、1996年の日薬の薬局のグランドデザインを何故か皆さんで、引用していた点。私は、薬局数の関係で薬局のグランドデザインを引用したけど、それぞれに指摘、引用部分が違った。だけど、根底にあるのは「昔はできたんだよ、日薬は！」ということ。

74年から経済分業が始まり、最近では2012年から18、19年にかけて第二次分業バッシングが起こり、日薬の対応は後手後手に回っている。けれど振り返れば、20年前には、日薬もああいう骨のある報告を書いていた。それを今回改めて、業界紙記者が何人も引用したことで実感したね。

TK　私も薬局のグランドデザインの内容は大分引用しました。そこに書いてあることが、とてもまともで、未だに先駆的なんですよね。それらが実現できていれば、今、こんなバッシングはないのに、と思います。ジェネリック医薬品の活用、リフィル処方箋の導入にも触れ、何よりも薬局・薬剤師が、国民のために貢献していくんだ、という決意みたいなものが感じられる報告書です。そのまともな旗印は、いま何処にあるんだと思う。

ところで、皆さん日薬代議員会総会の取材に行ってますが、このところずっと、質疑内容が薄いというか、ちゃんとした主張、決意というようなものが感じられない。見えない。そう思いますが、いかがでしょう。20年も前の薬局のグランドデザインが古くならないと感じるのは、そういう現状にも通じている気がします。

OT　自分も今年の総会（19年6月）を傍聴していて、終わった後に会長に聞いちゃったんです。「代議員を育てていくことも必要ですよね？」と。これについては苦笑いしていましたが…。

TS　その前に役員だけどね。組閣の問題もある。

OT　ところで、勤務医の働き方改革が本格化していることは、病薬の仕事にも相当影響しますよね？

UN　そのことが今後の病薬業務の広がりを後押しするきっかけ、土台になるのではないかと思います。医師の働き方改革については、既に数値目標が示され、タイムスケジュールに沿って取り組まれ、タスク・シフティングの検討も始まっています。

この数年の病薬の活躍をみると、タスクシフトの相手として、薬剤師に任せたいという業務は少なくないと思います。その一方で、医師の業務を大々的に肩代わりできるほど、病薬の人数は潤沢ではないのも現実。例えば40人定員に対して38人の薬剤師しかいない。そのうち何人かは産休・育休を取得しており、実質的にはもっと人数が少ない、というような話はよく耳にします。限られた人数と時間で、医師の働き方改革にどれだけ貢献できるか。工夫が必要ですね。

TK 病薬の働き方改革も必要ということですね。

UN 「薬剤師以外の者」の業務を明示した「0402通知」が発出されましたが、病薬の世界は今まで以上に、タスクシフトが進んでいくと思います。薬剤師不足の臨床現場のなかで、医師の業務を受け入れる余地を作るには、先ず薬剤師業務自体を見直して、「これはシフトさせる」「これはそのまま」というように一つ一つ整理していく必要がありますね。

○薬局にも〝完全自動化〟の波？

TK 人へのシフトの話もありますが、昔から病薬というか薬剤部には、多くの高度機器・機械が導入されてますよね。

UN 例えば、抗がん剤の調製であれば、完全自動化システム、監査システムが完備された手動タイプなど、施設のスペースや業務内容など様々な要件に合う多様な機器が既に導入されています。機器メーカーが売り込みに入れるのは、病院の新築・増改築、薬剤部移転のタイミングぐらいのようです。既に必要な機器等は整備されている状況にあります。

TK そうなると今の物理的、手作業的部分はシステム化、自動化により、もっと減りますよね。病薬ってこれから、何やるんだろう。

UN 言い方は変ですが、頭を使う仕事。「薬剤師以外の者」が行える業務は任せ、薬剤師の専門知識や職能を生かした業務を創出することが期待されます。また、より積極的な処方提案など、医師業務のサポート的な仕事ということでしょうか。

TS そもそも医薬分業率が70％ということは逆に30％くらいは調剤業務が残っているわけですね。すると多分、病院で行う調剤業務に対するシステム化、自動化は「０４０２通知」が出る前からかなり進んでいて、今なお、先を行っているというところかな？

UN 施設間格差はありますが、調剤業務のシステム化は進んでいると思っていいと思います。院外処方に切り替えたところでは、外来調剤ということではなく、入院患者の内服薬、注射薬の調剤ということにはなりますが。

OT 施設間格差というのは大都市と地方、いわば地域問題なのか、それとも大学病院と医療法人など病院経営母体の違いによる差なんですか?

UN 調剤の自動化に限らず、請求業務から電子カルテなど医療現場に至るまでの総合的な病院内システムという意味では、地方でも進んだところは進んでいます。むしろ、その施設のマンパワーなどの課題にもよると思います。また、薬剤部門では薬剤師、薬剤部の業務を補助する薬剤助手、調剤助手などと呼ばれる方々が相当数います。それも西高東低、東日本より西日本の方が盛んに取り入れていると言われています。

TK 例えば、調剤のピッキング・システムが導入できない施設では、補助者の人たちが薬剤を揃えて、薬剤師がチェックするといったシステムがみられますね。出来上がった「くすり」はカートに入れ病棟に上げる。その搬送も補助者の人だったりしますね。病棟に薬剤師がいて、患者ごとのチェックをしているはずです。

TS ドラッグストア・トモズでは、既に調剤業務の自動化に取り組んでいます。先駆的な1店舗では、「考えられる殆どすべて、フルスペックで自動化した」と同社の社長は話しています。この店舗に約1億円もの大金をつぎ込んだそうです。他の調剤薬局も、商社系やチェーン企業など、資金のあるところは、今後機械化してくるでしょう。

病院のシステム化の話が出たけど、病院は薬局以上に、効率化へと資金をつぎ込むところが出てくる。要は、病院も薬局も機械化、効率化の方向にどんどん進んでいく。一方で、小さな薬局はそんなにお金は出せない。今後、「0402通知」によって、薬局はどうなっていくのか。非常に興味がありますね。

TK 確か、2年くらい前、厚労省も合意しているグレーゾーン解消制度にかかる経産省通知がありましたね。モノの流通と薬剤師の指導とが分離できるという内容だった。これを深読みすると、いわゆる巨大な調剤センターを1店舗とそれ以外の店舗が店頭、あるいは在宅で服薬指導するというシステムも考えられる。大手調剤チェーンの動きをみていると、それも想定内の話ということじゃないかな。

OT 不思議なことに薬局・薬剤師界隈では、余り話題になりませんでしたね。でも、あの通知を読めば読むほど、色んなことができるなと思いますよ。モノ（医薬品）とヒト（情報提供）を完全に切り分けていますから。ある日薬役員は会員の前で「誰が調剤したのか分からないものを服薬指導はできない」と言っていましたが、逆に本気で言っているのかなぁと少し首を傾げました。

TK　いまでも工場で包装された製品を、作業的にはヒト（薬剤師）がばらして再包装している。それ自体がリスキーだということは昔から言われている。ということは、既存包装の製品そのもので渡す、あるいは機械で、きちっとセットして再包装する方が安全だよね。ただ、本当に正しいブツなのか、その患者にとって正しいのか、その点の確認は別の話ですが。

TS　医薬品をメーカー製造のパッケージのまま出す「箱出し調剤」は進めるべきですよね。

OT　結局、製薬工場含め、様々な工場には今、人がほとんどいないじゃないですか。突き詰めれば、人間が絡むほどリスクが高い。あるジェネリックメーカーの24時間稼働工場には数人しかいない。工場の竣工式の際、「信じられない」と先方に話すと、「それが一番安全なんです」と。髪の毛一本、ホコリさえ入り込めない環境。人がいないと安全でクリーン、かつ低コスト、生産も計画通りに進むということでした。

先ほど触れた、トモズの自動化システム導入店舗を実際に取材した際、「欧米のような調剤センターを意識しているんですか？」との質問には、「現場としてはまだまだ意識していない。ただ、親会社がどう考えているかは分かりません」という回答でした。実証実験の結果次第だと思いますが、親会社としては、そこまでの展開を考えていると思いますね。

UN 病院でいうセントラル業務のような位置づけですね。僻地には、ドローンで患者の住まいまで届けられれば更に便利ですよね。

OT そうなれば他の店舗はサテライトというシステムになりますよね。宅配事業者と同じようなイメージです。

○いつまで続く？　バッシング
○望まれるオールスター組織

TK 先ほど日薬代議員総会の話をしましたが、薬剤師会の役割って何なんだと思いますか。都道府県、地区薬剤師会もありますが。

TS 薬局関係の団体としては、日本保険薬局協会や日本チェーンドラッグストア協会がある。でも、団体として会員が最も多くて、歴史があるのは日薬。本来はトップであり、リーダーなんだから、リーダーシップを発揮してほしい。

もう一つ付け加えると、やっぱり「人」だよね、人。薬剤師会というところには、全国30万人いる薬剤師のなかの精鋭が集まるべきでしょう。なのに、そうでもない人ばかり。もちろん、全員とは言わないけれど。

児玉さん、さらに山本さんの時も含めて、組閣に問題がある。もっというと、会長選挙、副会長選挙が問題。選挙は地方のボスだとかの言いなり。選挙権を持つ代議員、会員が主体的に考えて人を選んでいるようには見えない。新たな執行部が組閣されるときも、既に役員は大方決まっているような感じがします。最後に自由に組閣していたのは、佐谷さんのときくらい。中西さんのときも若干なごりがあったけど、児玉さん以降は、「お友達」や「選挙の論功行賞」人事に見えます。会長選挙で頑張った人たちが入閣する。

山本さんは山本さんで、地方にいる人をまんべんなく入れていく、昔ながらのやり方。今、この時代で、そんなのはダメ。ＩＳだろうが、ＫＨだろうが、ＩＹだろうが、嫌いでも入閣させるべきでしょう（笑）。

OT　オールスターであるべきと。

TS　そうそう、オールスター！　だって、そもそもスターが少ないんだから。好き嫌いじゃなく、ほんとに精鋭を揃え、日医とかとやり合う時が来ている。というのが、いち業界紙記者の主張でした（笑）

OT　いまって、第2次分業バッシングの最中ですかね。

TS　私はそう捉えている。じゃあ、第1次がいつかというと2002年、いわゆる調剤過誤等が起きて、あのときは死亡例まであった。地方紙がバンバン書いた。アルマール、アマリールの取り違え事件だとか。90年代から、日医はずっとバッシングはしてたけどね。それに世論が加わってのバッシングとなったのが第1次だね。次いで12年、横倉日医会長が仕掛けて全国的に広がったのが第2次。これはまだずっと続いています。やっぱり、日医は絶えずしたたかだよね。ところどころで一般紙にも影響を与えているけど、中医協や規制改革会議の時にはバーンとモノを言うし、火に油を注いでいる。

UN　他にも日医総研として、ちょこちょこ薬局や分業、調剤に関する研究報告、ワーキングペーパーなどを出してますね。

TS　絶えず、出してくる。その内容は兎も角として、批判を出すというところがね。分かりやすい。

OT　結果的に、日薬と日医の会員数、組織力、財力だとかいろいろな理由はあるとは思いますが、7年間も火が燃え続けるというのは、他に類を見ない状態で、普通にすごいことですよね。

TS　だから、何で消せないの?!となる。しかも、財政が厳しくなっているなかで、日医は調剤から財源を取りにかかっている。最近は「外枠」という形で、外にまで持って行かれている。診療報酬の割り振りで1：1：0・3なんて、既に崩れていて、調剤一人負けの状態。そして今一番煽りを喰ってるのは、18年度改定での調剤薬局チェーンかもしれない。

○薬剤師会VSチェーン?

TK　調剤チェーンと言えば、18年度改正の地域支援体制加算。調剤基本料1の場合は、

8つの算定要件を免れるけど、「薬局として当然だよね」と言われたら、その時点で、皆、加算が取れなくなってしまう。そういう世界はもう目前にあると思う。

TS あるある、絶対そう。

TK ただ、その時が来たら、「突然襲ってきた」と思う方々が結構多いんじゃないかなぁ。あれだけきっちり要件が示されていること自体を、どう見るかと言えば、最終的にみんなの要件になるということだよね。

TS どう考えても、あんな免除が永久に続くなんて思う方がおめでたい。いまチェーンは8要件に怒っているけど、今後はチェーン以外にも広がるでしょう。ただ、広げるときに個店には馴染まない部分とかはある。現在も、要件としてはどうかな、という部分はある。だから今後の改定で、若干の修正はかけられるだろうけど。ああいうきつい要件が全薬局に課せられるだろうというのは、普通にあり得る。

OT NPhA（日本保険薬局協会）の資料を見ていて思いますが、実は会員でも調剤基本料1を算定している薬局は6割に達している。NPhAは算定要件の不平等性を指摘していますが、会員内に占める大きな部分。そこをどう考えるかですよね。

TS　彼らは努力して調剤基本料1を取ると言っている。努力というのは集中率を下げること。付け替えは無いと思うけどね（笑）

○創れるのかエビデンスを

TK　薬剤師会の課題の一つとして、エビデンス不足を指摘される機会が多いように思います。内容は兎も角、ＮＰｈＡは数字を出している。昔は確か、日病薬にデータが無いとの指摘がされていたのですが、既に20年以上前の話。その点、どうでしょう。

TS　ここ最近の状況を眺めると、特に２０１２年当たりからは、キツイ言い方かもしれないけど、全てにおいてダメ。結局、第２次分業バッシングに対して、なんの方策も示していない。解決できていない。「見える化」だとか「エビデンスづくり」だとか言って、チョロッとモノは出してはいるけど、どれも業界や世間を納得させていない。

12年に日医の横倉会長が分業批判をぶち上げたとき、当時の児玉会長がエビデンスを出すと宣言した。ところが、その半年後に朝日新聞の経済コラムで「調剤薬局花盛り」みたいなことを書かれた。それに対する反論は、エビデンスのないものだった。で、現・山本体制になって、多少は出してるけど、わかりにくい。本人達はそれをエビデンスと思っているかもしれないが、業界紙記者にさえわからない程度のモノ。それでは一般紙記者、社会の理解は得られない。薬剤師会がまず、データを集め、数値化し、エビデンスをつくって、中医協とかいろいろなところに公表する。そんなリーダーシップを取るべきですね。

UN 日病薬だと1994（平成6）年から毎年、「病院薬剤部門の現状調査」という形で、膨大な数の質問事項からなる調査を、非会員施設も含め約8500施設に依頼して実施しています。会員施設からは5割弱、非会員施設も含めると全体で約4割から回答を得ています。

おそらく病薬の員数問題第二章、全田会長の時代（任期：1999～2006年度）から、必要に迫られて本格的な調査、データづくりが始まったと思います。これが今の病薬のエビデンス構築体制につながっていると思います。ところで日薬には、エビデンスを創る手段ってあるのかなぁ。

TK 当時は、既に「薬剤管理指導業務」が新設されていたが、それも進まず、経営、運営側の病院薬剤師に対する見方は厳しさを増していた。当の病薬も院内での立場を危ぶみ、危機感も非常に強かったと思います。逆に日薬は、医薬分業右肩上がりが続き、危機感をもつことは無かったと思う。で、未だにないのかも知れない。

TS アンケートとかそういうものじゃなくて、日薬がビッグデータを集める。できないはずがない。ビッグデータを持てばもっと強くなれる。

UN 自分でデータを持つということは、ある意味、使いたい、示したい数値を出せる。自らつくったデータであれば、アウトプットも選べるということですね。

TK 病薬が外来調剤から、院内業務にシフトしていく中で、結果的にタスクシフトも先取りし、成果を上げげ、それをデータ化し、エビデンスで示して、身近な経営陣、あるいは国と交渉する。そういう努力の積み重ねで今があると思う。

近年は、新たな点数設定というより、全ての領域でチーム医療の一員として業務展開するための「場」の確保へと方針転換しているように思いますが、業務にするにはデータ、エビデンスを示さなければ説得することができない。その点は、今後も続くと思う。

○「巨大薬局VSその他」時代か

OT　ところで、今回の薬機法改正で設置される「地域連携薬局」と「専門医療機関連携薬局」について、ある大手調剤薬局チェーンの社長だった方は、決算会見のなかで、それが今後の薬局の助け船になるかどうか分からないと話していました。全社挙げて取り組むと思っていたので、個人的には意外で意味深だなと思いました。

TS　行政が今示しているのは今指摘のあった地域連携薬局、専門医療機関連携薬局と健サポ、それ以外という4つ。これは行政が唱えている話で、患者側がこの4つをどう認識するか。いくら自分たち（薬局）が健サポや地域連携薬局とか言っても、また行政が3形態を唱えても、そこへは患者誘導できない。いままでの厚生労働省の政策誘導というのは所詮、医療機関の薬を薬局に渡すというものだった。患者が医療機関ではなく、薬局を選択したというわけじゃあない。今度は、薬局を4つくらいに分けて、そこへ患者を誘導できるかどうか。

一つ気になるのは、専門医療機関連携薬局。名称は変えるだろうけど、イメージとしては、大病院前の望星薬局のようなでっかい薬局。その作り方によっては、今の患者の大病院志向と同じようなことが、薬局にも生まれる可能性はある。いくつかの制約はあるだろうけど、大きな設備の整った大薬局ができたら、そこそこ勝ち残るんじゃあないかな。

OT 結局、それって日本型調剤センターになっちゃいますね。あとは地域にサテライト薬局を作って、という流れになります。

TS なるね。そこは患者が集中する。かといって、診療所が減っているわけではないので、棲み分けはできると思う。大薬局志向という括りがひとつ、そして、健サポと地域連携薬局、それに加えて、ただの調剤薬局という3つの選択肢になる。

一方で、行政が専門医療機関連携薬局にどう点数設定していくのか。案外、専門医療機関連携VS何か、という構図になるかも。その「何か」は健サポなのか、ただの調剤薬局なのか、地域連携薬局なのか。そこは患者が選ぶことなので、ここの勝負は面白いなと思いますね。

OT そうなると専門医療機関連携VSドラッグストアという構造もありますね。

TS それもあり得る。本書でも書いたけど、患者側からみた薬局の選択は、いままで「立地」でしかなかった。最近は経済「お金」。お金は、後発品による差額、もう一つは調剤ポイント。調剤ポイントによってドラッグストアが伸びている。

ただ、その後に来るのは「サービス」だと思う。サービス競争なんですよ、やっぱり。そのとき、健サポなのか地域連携薬局なのか、ただの調剤薬局なのか。薬局機能がサービスの焦点になるかもしれない。それと、サービスと言えば、薬剤師が患者に対して最適な医薬品を提案する。それは18年度改定の、「服用薬剤調整支援料」（6種類以上の内服薬で2種類以上削減する場合に算定）のようなものも当てはまる。ただ、これは行政側が考えたサービスだけどね。

UN　病院でも退院時に薬を2種類以上減らすと点数評価されてますね。入院の時って、様々な薬物療法を把握する機会でもあるので、服用薬の整理ができる。薬剤削減の好機でもありますね。ただ、その患者が退院して地域・在宅に戻ると、また、ポリファーマシーの状態に戻ってしまうということが往々にしてある。戻ったら、元に戻っちゃった（笑）。そこで連携が欠かせないということになりますね。

○薬局数・薬剤師会の今後は
○支部の変革・人材開拓に期待

TK　ところで薬局数は、これから減るんだろうか。今でも薬局数は伸びてますが、大手チェーンだと新規出店よりも、M&Aによる出店数の方が多いようです。そして閉店数も実は少なくない。

OT　この業界は結局、5店舗以下の小規模チェーンが半分を占めているようです。本書で指摘しているスタンスから、「減る」とは言いたくないけど、このままでいられるというのは考えにくいでしょうね。

UN　減る要因としては、後継者不足はありますね。それと、どの業界も6万軒の壁があり、それ以降は減るしかないということを指摘してますよね。

OT　確かに本文でそう指摘しましたが、医薬分業率にはまだ伸びる余地があるので、一足飛びに減るとは考えづらい。しかし一時期6万軒だったガソリンスタンドが、いまや3万軒。保険薬局も全く同じ道を辿るとは思いませんが、やっぱり自分たちで必要とされる理由を示していかないと、ただただ潰れていくように思います。

TS 私は、薬局の数はまだ減らないとみてる。先ほどの薬局のグランドデザインでは、院外処方箋10億枚の時に、薬局数を2万4000軒と弾いていた。財務省も厚労省も大体その程度を想定している。2~3万軒というのが一つの目安。ただこれは、行政機関などが思い描いているに過ぎない。そうなるかというと、そんなことはない。微増ではあるものの、処方箋枚数は増えているから。

一方で、薬局業界というのは規制業界なのよ。規制のなかで商売している。つまり、規制官庁である厚生労働省が何を考え、そのバックの財務省がどこを目指しているかに、すごくナーバスになる。今後数年で彼らが想定する薬局数になることはないだろうけど、行政がそう考えている、ということを知ってもらいたいし、知らなければいけない。

役所の考える筋書き通りになるとは限らないけど、ならないとも言い切れない。だから、彼らが2~3万軒と想定することに対して、薬局、薬剤師は考えてもらいたい。そういう思いも込めて、本書には書き込みました。そして、そのことは日本薬剤師会が考えることなんですよね。

TK 目的が薬代を減らすということなら、薬局を減らすより、医療機関、受診機会を減らすしかないよね。そうすれば薬局も減る。処方箋枚数が減らなければ基本的には減らないよね。

OT 医療機関数を調整するというのは、薬局をどうするとかと比べられないほど、とんでもない話になりますね。

TK いずれにしても処方箋を受ける薬局は、地域医療構想でその地域の医療体制がどうなっていくかにかかっている。そこを常に注視し、その検討の中にきちんと入っていかなければならないと思う。けど、一般的にはそういう視点を持ち合わせていないような気がする。独断ですが、「そもそも」を見てない気もする。

この地域でいつまで、どういう処方箋が来るのか。元々、地域の患者数や疾病構成はいまどうで、今後どうなるのか。そういうリサーチをしてないように思う。現状把握と将来予測があってこその、「次なる展開」です。ニーズを探す、あるいは生み出すということにつながっていくはず。薬剤師会には、そういう点を十分に踏まえて提言なり、リーダーシップを発揮して欲しい。

TS　薬剤師会もそうだけど、組織体として、これから大事なのは支部薬剤師会だよね。全国に200近くあるのかな、支部薬剤師会って。その支部にすごい人が出て来て、支部を強くすることが薬剤師会全体を強くすることにつながる。さらに個々の薬局も強くする。生き残る薬局を増やすことにもつながる。支部薬剤師会ごとにドラッグストアと組んでもいいし、大手調剤チェーンと組んでもいい。

もっと言うと、支部薬剤師会の会長とかにね、若い人が就いて、どんどん中から変えていく。まず、自分の地域から変えていく。自分で汗かき、医療機関、ドクター、保健所、役所とかも巻き込んで、自分がそれぞれをつなぐコーディネーターとなり、そのなかでのリーダーシップもとる。そうなれば薬剤師会もまだまだ捨てたもんじゃあないと思います。

UN　病薬にとっても支部薬剤師会は身近なパートナーです。互いに連携して、支部・地域から盛り上げていって欲しいと思います。

TK　支部といえば、IYさんの顔が浮かぶような（笑）。

やはり、患者さん、消費者を目の前にする個々の薬局・薬剤師の働き、努力も大切だけど、薬剤師会という団体が何をするのか。この個と団体、2つで頑張っていかないと、「もうあんたら要らない！」と言われてしまうのでは。一方で、医薬品だろうが何だろうが、より効率的に流通できればいい、そこに参入したいという人たちがいる。近年の薬事制度改革とか、規制緩和の流れを見れば、そのパワーはかなり強い。で、やることも荒い。

OT 規制改革サイドのやり方は本当に荒いけど、一般生活者からみると「変わる」というワクワク・ドキドキ感はあります。新しいことってやっぱり活気がありますし、世間はそういうところに流されやすい。そこはアピール力が強くて上手いと思います。薬剤師、薬剤師会も視点の切り替え、アピールが必要ですね。

TK 本日はみなさん、ありがとうございます。

玉田＝**TS**、小幡＝**OT**、上野＝**UN**、高塩＝**TK**

［著者略歴］

玉田　慎二（たまだ　しんじ）

医薬経済社　論説委員

1990年、法政大学社会学部を卒業。

その後、医療医薬品業界紙を渡り歩き、記事を執筆。厚生省記者クラブ「キャップ」やドラッグストア向け季刊誌「編集長」などを経て、2008年から５年間、医薬経済社で日刊『RISFAX』の「デスク」を務める。現在は同社「論説委員」として主にコラム、解説を担当。記者としての取材テーマは「医薬分業」と「スイッチOTC薬」。医薬分業は、業界紙記者スタート時から追い続けるテーマ。著書に『OTC薬　規制緩和は誰のもの』（医薬経済社刊）がある。興味は「組織」と「個人」の関係。

小幡　豊和（おばた　とよかず）

薬事ニュース社　編集部

2003年（平成15年）薬局新聞社入社、編集部所属。週刊『薬局新聞』及び季刊『ドラッグストアレポート』の企画・取材・編集を担当した。2020年１月からは薬事ニュース社に所属。

他社発行雑誌やWeb媒体などでも執筆。趣味はスポーツ観戦（何でも）と日本酒。

上野　敬人（うえの　のりと）

株式会社薬事新報社

平成15（2003）年 株式会社薬事新報社入社

平成23（2011）年 取締役編集長

平成29（2017）年 専務取締役

平成30（2018）年 代表取締役社長

髙塩　健一（たかしお　けんいち）

薬剤師（1983年取得）

1983年（昭和58年）日本大学理工学部薬学科卒（薬剤師国試合格）、同年薬事日報社入社（編集局）、主に行政取材を約５年担当。その後、医・薬学系学会及び日病薬・病薬を担当。その間、93年創刊の月刊学会情報紙「Medical Academy NEWS」の取材・編集全般を兼務。97年から主に日薬等の職能団体、調剤関連企業・団体等の担当、併せて05年創刊の隔月紙「薬学生新聞」の制作等を兼務。2015年からは出版局・出版委員として時々、代打記者（たまには原稿書きます）。

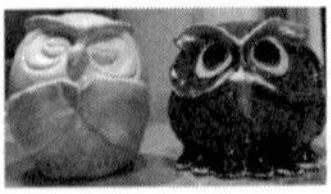

趣味　陶芸

薬剤師に迫るコペルニクス的〝転界〟
専門紙記者がみる過去、現在、そして未来

2019年10月13日　第1刷発行
2020年4月1日　第2刷発行

著　者　玉田慎二、小幡豊和、上野敬人、高塩健一
発　行　株式会社薬事日報社（https://www.yakuji.co.jp/）
　　　　東京都千代田区神田和泉町1番地
　　　　電話　03-3862-2141
印　刷　昭和情報プロセス株式会社
製　本　昭和情報プロセス株式会社
装　幀　渡邊民人（TYPEFACE）

ISBN978-4-8408-1505-5